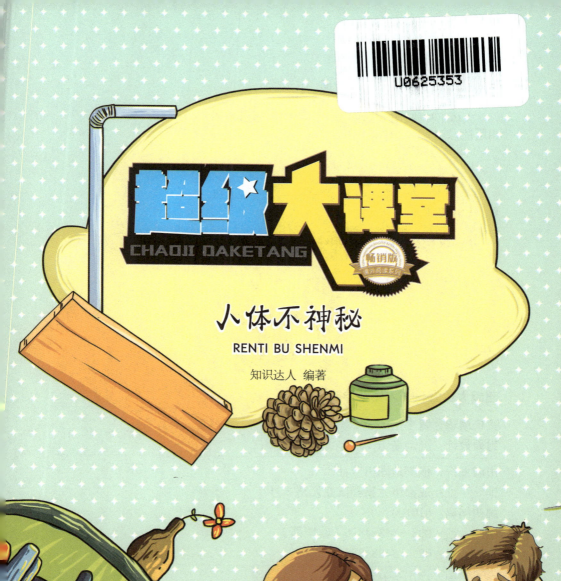

超级大课堂

CHAOJI DAKETANG

畅销版

人体不神秘

RENTI BU SHENMI

知识达人 编著

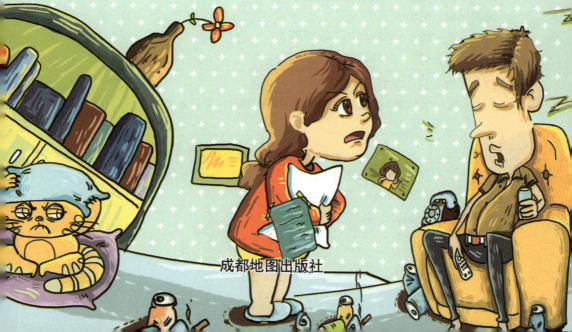

成都地图出版社

图书在版编目（CIP）数据

人体不神秘/知识达人编著. — 成都：成都地图
出版社, 2017.1（2021.5重印）
（超级大课堂）
ISBN 978-7-5557-0312-9

Ⅰ.①人… Ⅱ.①知… Ⅲ.①人体－青少年读物
Ⅳ.① R32-49

中国版本图书馆 CIP 数据核字 (2016) 第 094283 号

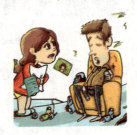

超级大课堂——人体不神秘

责任编辑：魏小奎
封面设计：纸上魔方

出版发行：成都地图出版社
地　　址：成都市龙泉驿区建设路 2 号
邮政编码：610100
电　　话：028－84884826（营销部）
传　　真：028－84884820

印　　刷：唐山富达印务有限公司
（如发现印装质量问题，影响阅读，请与印刷厂商联系调换）

开　　本：710mm×1000mm　1/16
印　　张：8　　　　　　字　　数：160 千字
版　　次：2017 年 1 月第 1 版　印　次：2021 年 5 月第 4 次印刷
书　　号：ISBN 978-7-5557-0312-9

定　　价：38.00 元

前 言

　　为什么收音机会发出声音？为什么飞机能在天上飞？为什么火车要在铁轨上前行？为什么照相机能拍照？最酷的科技武器有哪些？最先进的治疗仪器有哪些？航天飞机是怎么到达太空中的？机器人是怎么行动的？生活中有太多孩子们解释不了的为什么，因为我们的生活被高科技环绕着，高科技渗透到生活的方方面面。本书致力于增强孩子们的科技知识、提高学习科学技术的兴趣，用浅显通俗的语言、幽默风趣的插图，让小朋友们在快乐中轻松获得知识，真正理解高科技。全套图书内容丰富，涵盖面广，涉及航天、电子、军事、天文、医疗、生物等多个知识领域。全书以独特的视角，为孩子们营造了一个超级广阔的科技阅读空间。

　　让我们现在就出发，一起到科技的王国探秘吧！

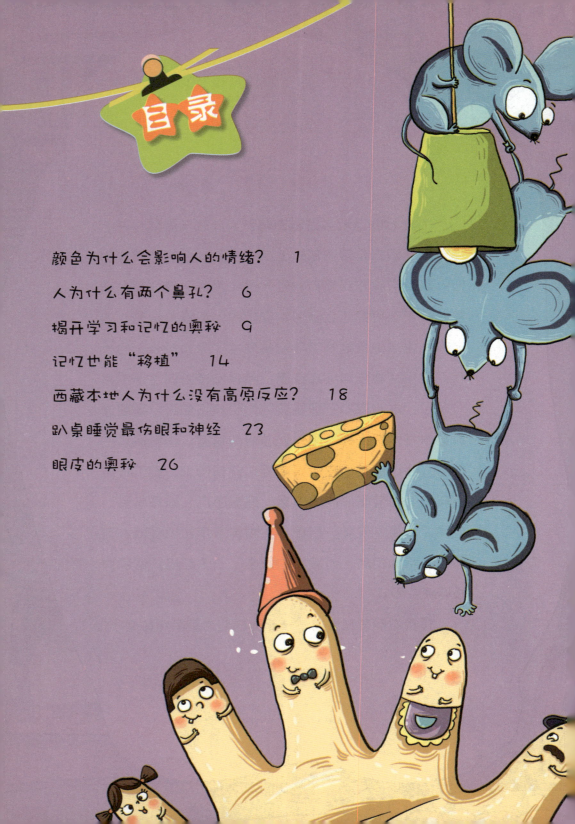

目录

颜色为什么会影响人的情绪？　1

人为什么有两个鼻孔？　6

揭开学习和记忆的奥秘　9

记忆也能"移植"　14

西藏本地人为什么没有高原反应？　18

趴桌睡觉最伤眼和神经　23

眼皮的奥秘　26

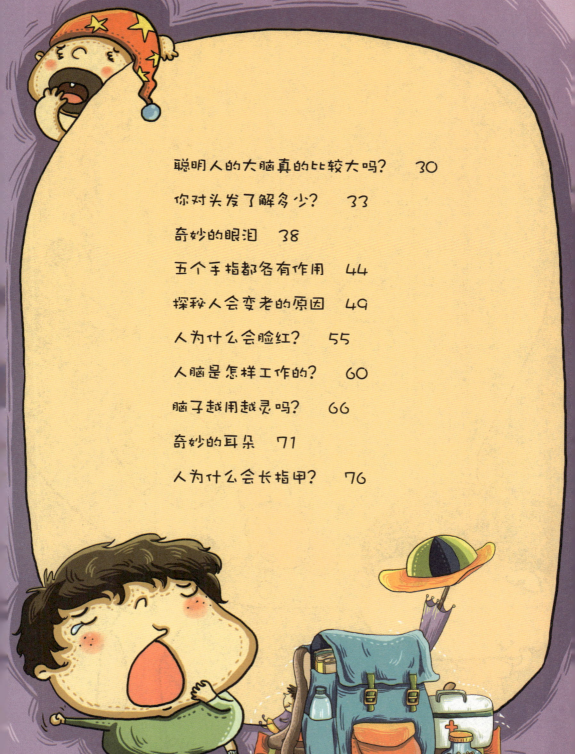

聪明人的大脑真的比较大吗？　30

你对头发了解多少？　33

奇妙的眼泪　38

五个手指都各有作用　44

探秘人会变老的原因　49

人为什么会脸红？　55

人脑是怎样工作的？　60

脑子越用越灵吗？　66

奇妙的耳朵　71

人为什么会长指甲？　76

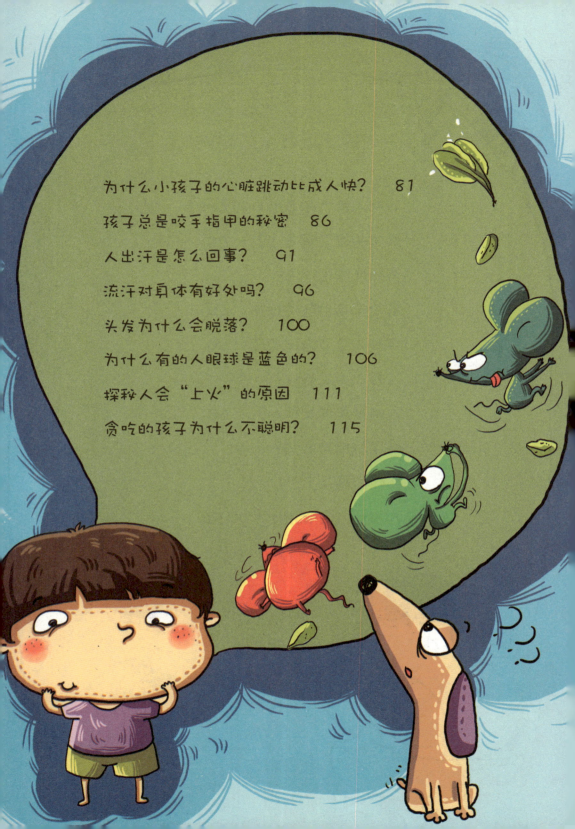

为什么小孩子的心脏跳动比成人快？　81

孩子总是咬手指甲的秘密　86

人出汗是怎么回事？　91

流汗对身体有好处吗？　96

头发为什么会脱落？　100

为什么有的人眼球是蓝色的？　106

探秘人会"上火"的原因　111

贪吃的孩子为什么不聪明？　115

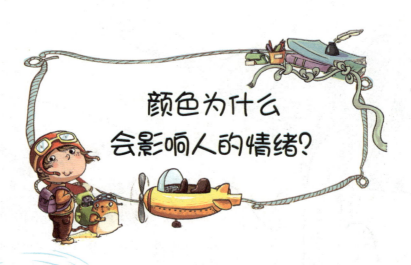

颜色为什么
会影响人的情绪?

小朋友们，你们知道吗，人在看到不同的颜色时，情绪是不一样的。当看到红色时，我们会自然而然地想到喜庆；看到绿色时则会想到希望；而看到黄色则会使我们变得活跃，这究竟是为什么呢？现在就让我们一起来看一下吧。

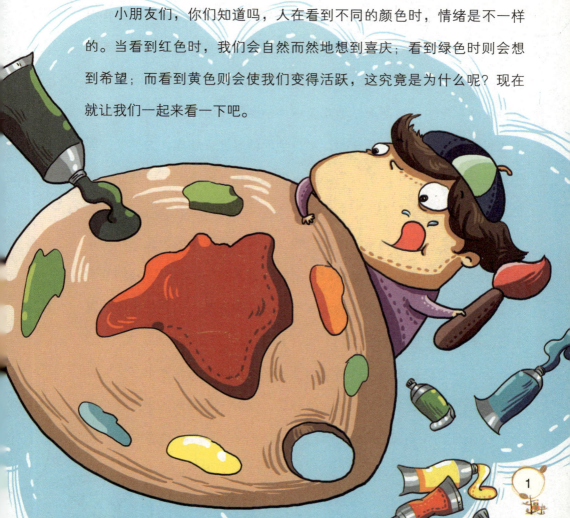

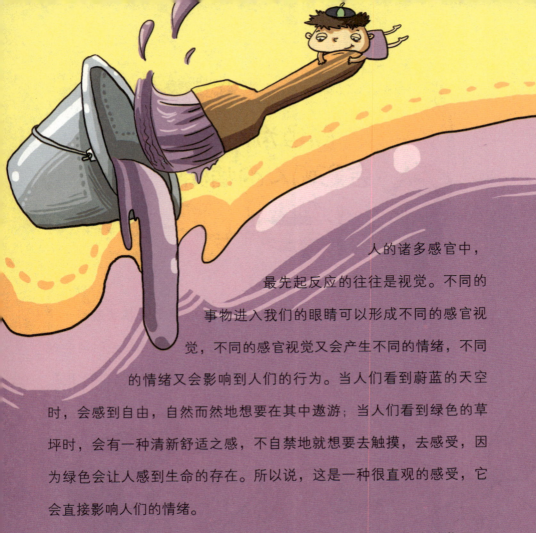

　　　　　　　　人的诸多感官中，

　　　　　　最先起反应的往往是视觉。不同的

　　　　事物进入我们的眼睛可以形成不同的感官视

　　　觉，不同的感官视觉又会产生不同的情绪，不同

　　的情绪又会影响到人们的行为。当人们看到蔚蓝的天空

时，会感到自由，自然而然地想要在其中遨游；当人们看到绿色的草

坪时，会有一种清新舒适之感，不自禁地就想要去触摸，去感受，因

为绿色会让人感到生命的存在。所以说，这是一种很直观的感受，它

会直接影响人们的情绪。

　　为什么我们能看到不同的颜色呢？其实，这都是因为光的作用，

物体受到光线的照射后，反射回来的光线进入我们的眼中，我们就看

到了不同的颜色。不同颜色的波长不同，它会刺激人们产生不同的脑

电波。不同的脑电波会进一步影响人们的反应，产生不同的情绪。

　　为了研究颜色影响人的情绪这个问题，科学家们做了很多实验。

他们设计了一个粉红色的房间，然后让一个脾气暴躁的人进入这个房

间，结果他们惊奇地发现：在这个粉红色的房间内，随着时间的延

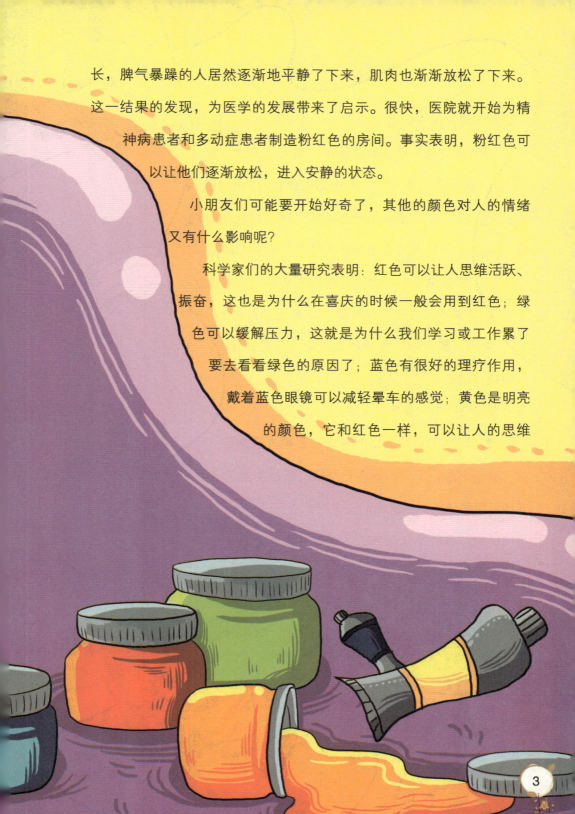

长，脾气暴躁的人居然逐渐地平静了下来，肌肉也渐渐放松了下来。这一结果的发现，为医学的发展带来了启示。很快，医院就开始为精神病患者和多动症患者制造粉红色的房间。事实表明，粉红色可以让他们逐渐放松，进入安静的状态。

小朋友们可能要开始好奇了，其他的颜色对人的情绪又有什么影响呢？

科学家们的大量研究表明：红色可以让人思维活跃、振奋，这也是为什么在喜庆的时候一般会用到红色；绿色可以缓解压力，这就是为什么我们学习或工作累了要去看看绿色的原因了；蓝色有很好的理疗作用，戴着蓝色眼镜可以减轻晕车的感觉；黄色是明亮的颜色，它和红色一样，可以让人的思维

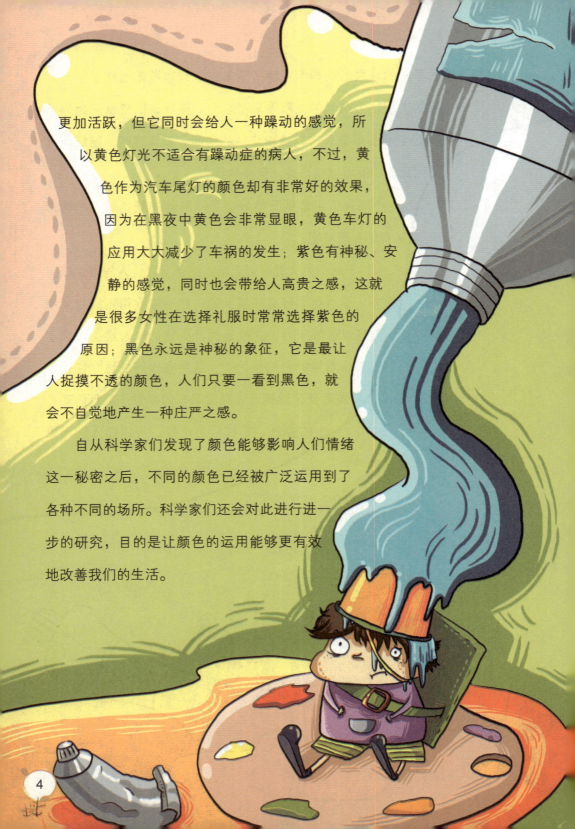

更加活跃，但它同时会给人一种躁动的感觉，所以黄色灯光不适合有躁动症的病人，不过，黄色作为汽车尾灯的颜色却有非常好的效果，因为在黑夜中黄色会非常显眼，黄色车灯的应用大大减少了车祸的发生；紫色有神秘、安静的感觉，同时也会带给人高贵之感，这就是很多女性在选择礼服时常常选择紫色的原因；黑色永远是神秘的象征，它是最让人捉摸不透的颜色，人们只要一看到黑色，就会不自觉地产生一种庄严之感。

自从科学家们发现了颜色能够影响人们情绪这一秘密之后，不同的颜色已经被广泛运用到了各种不同的场所。科学家们还会对此进行进一步的研究，目的是让颜色的运用能够更有效地改善我们的生活。

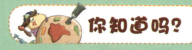

暖色调和冷色调

我们可以根据不同颜色带给人的不同感受将颜色大致分为两类，即暖色调和冷色调。暖色调主要包括红色、橙色、黄色等，它们能给人以温暖的感觉。其中红色会让人们想到火焰，令人们感到温暖；黄色和橙色就像是秋天丰收的麦穗，会让人们联想到收获。冷色调主要包括蓝色、黑色、绿色等，它们则容易让人产生平静之感，其中蓝色会让人们想到天空和海洋，它能使人感受到安宁与平静；绿色会让人们想到树木、森林，所以绿色是最容易改善环境的颜色；黑色会让人们想到夜晚，因为黑色是最贴近夜色的颜色。

交通信号灯为什么是黄红绿三种颜色

在红、橙、黄、绿、青、蓝、紫七种颜色中，红色的波长最长，穿透周围介质的能力较大，可视距离远，在平时的生活中，红色代表危险，请勿靠近的信号。当红色信号灯亮的时候，意思是禁止车辆通行。黄色的波长比红色稍短，可视距离较远，在日常生活中，清洁工人的衣服、汽车的尾灯等都是黄色，有警醒的作用，所以黄色信号灯的意思是绿灯马上要过了，红灯会马上亮起来。绿色与红色是最好分辨的，绿色代表的是健康和安全，所以绿色信号灯代表的意思是安全通行。

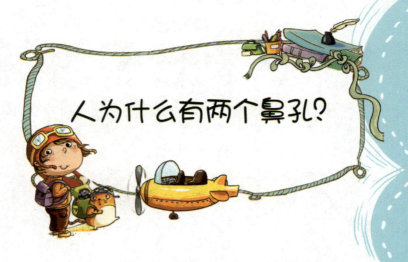

人为什么有两个鼻孔？

　　小朋友们，你们知道吗，鼻子的作用可是很大的，它是重要的呼吸器官。可是，你们想过吗，为什么我们每个人都有两个鼻孔呢？现在，就让我来告诉你们吧。

　　我们先来了解一下鼻子吧！鼻子是由外鼻、鼻腔以及鼻窦组成的。当我们有呼吸的需要时，气体会先从鼻孔进入鼻腔，此时，鼻腔内的鼻毛就可以起到有效阻挡空气中的灰尘和杂质的作用。鼻腔内部通道的表面还分布了大量的毛细血管，它可以改变吸入的气体的温度，使之与人的体温相平衡。我们平时流鼻血一般就是因鼻腔内部的毛细血管破裂造成的。由于毛细血管十分脆弱，所以，小朋友们，千万不要随便抠鼻子哦！鼻腔内部还会分泌出黏黏的液体，那就是我们常说的鼻涕，你们可不要小看鼻涕的作用，它可以粘住吸入气体中的灰尘。这样一来，吸入的空气就会一层一层地被处理干净，对身体的不利影响也会越来越少。

　　现在，我们再来看看人为什么会有两个鼻孔吧！你们一定都听老

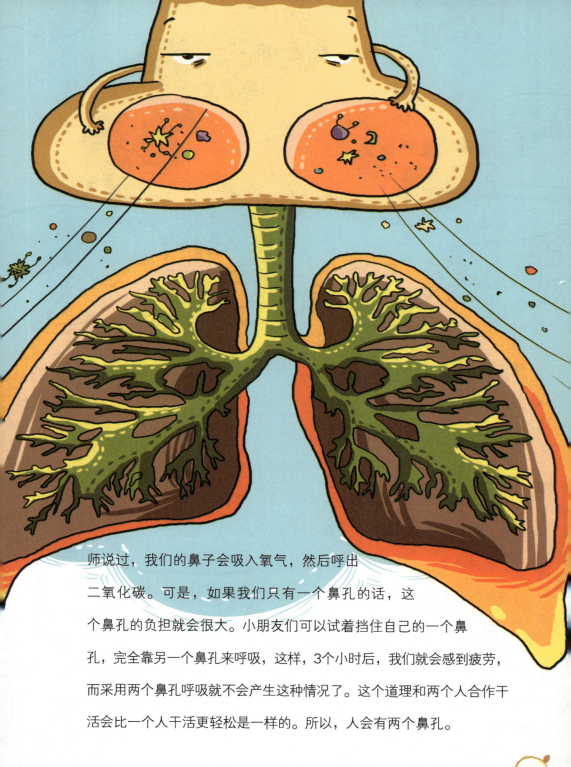

师说过，我们的鼻子会吸入氧气，然后呼出

二氧化碳。可是，如果我们只有一个鼻孔的话，这

个鼻孔的负担就会很大。小朋友们可以试着挡住自己的一个鼻

孔，完全靠另一个鼻孔来呼吸，这样，3个小时后，我们就会感到疲劳，

而采用两个鼻孔呼吸就不会产生这种情况了。这个道理和两个人合作干

活会比一个人干活更轻松是一样的。所以，人会有两个鼻孔。

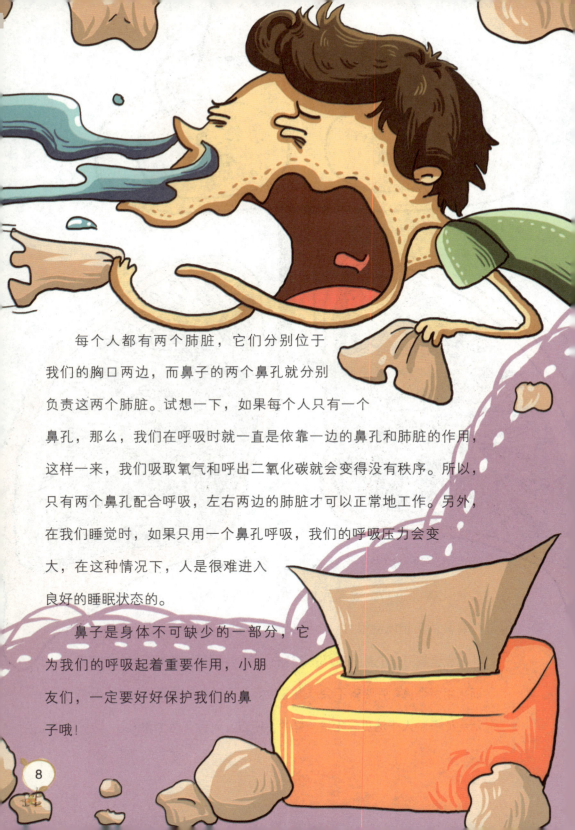

每个人都有两个肺脏，它们分别位于我们的胸口两边，而鼻子的两个鼻孔就分别负责这两个肺脏。试想一下，如果每个人只有一个鼻孔，那么，我们在呼吸时就一直是依靠一边的鼻孔和肺脏的作用，这样一来，我们吸取氧气和呼出二氧化碳就会变得没有秩序。所以，只有两个鼻孔配合呼吸，左右两边的肺脏才可以正常地工作。另外，在我们睡觉时，如果只用一个鼻孔呼吸，我们的呼吸压力会变大，在这种情况下，人是很难进入良好的睡眠状态的。

鼻子是身体不可缺少的一部分，它为我们的呼吸起着重要作用，小朋友们，一定要好好保护我们的鼻子哦！

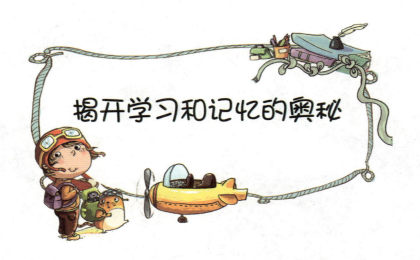

揭开学习和记忆的奥秘

小朋友们，你们背诵的速度快吗？你们想拥有更好的记忆能力吗？现在就让我们一起来揭开记忆的奥秘吧！

首先，我们来看看大脑是怎样将我们平时所接触的信息记录下来的吧。我们的感觉器官（如眼睛、鼻子等）会将从外界接收到的信息收集起来，通过大脑的神经组织运送到大脑的内部组织，并在那里将信息加以处理、记录和储存，这就是我们大概的记忆过程。但是，由于大脑所能接受的信息是有限

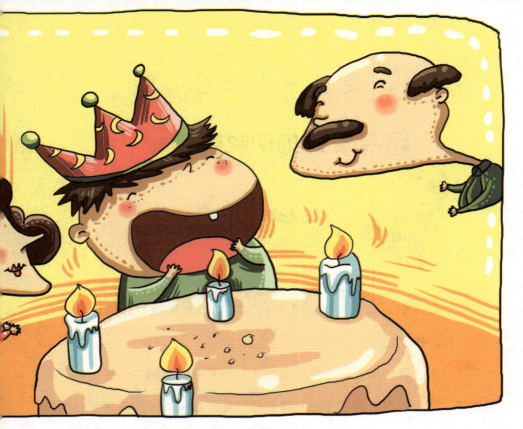

的，所以我们每天所接收到的大量外界信息中只有一小部分能够得到储存，这就是为什么我们在看到一篇文章后不能立即将它一字不漏地背下来的原因了。那么，什么样的信息更容易被大脑记忆和储存呢？科学家研究表明，一件事，只有在被大脑接收后又反复被想起，才可以使大脑将其更好地储存。

只有学会记忆，才能更好地学习。很多小朋友在背下一首古诗之后，第二天不进行复习，结果过几天就忘记了，这就是没有反复记忆的缘故。有些小朋友又会问了，为什么有些人记忆的时间很长呢？这是因为他们不是靠死记硬背，而是科学地背诵。

要想科学记忆，那就不得不提科学性的方法啦！比如，我们可以利用交替记忆法。所谓交替记忆法，就是将重要的知识点放在刚开始或者结尾处重点记忆。如果需要记忆的东西比较多，我们可以将知识点分段记忆，掌握好时间进行反复地记忆，这样，我们就可以很牢固地记忆知识点啦！

还有一种方法叫作系统记忆法，就是将知识点整理归纳，把分散的知识点串联起来，就像一串珍珠一样，每个珠子看似是分散独立的，其实有一根绳子贯穿着它们。这就是串联知识点的效果。

应用最多的要数回想记忆法和对比法了，回想记忆法主要是将以前所学过的知识经常回忆一遍，检查一下是否有记错或者记得很模糊的地方，然后重点记忆这些内容。记住哦，早上就是回想记忆的最佳时机！

记忆也是可以分类的，按内容来分，可以分为五类，分别为形象记忆、情景记忆、情绪记忆、语义记忆和动作记忆。形象记忆就是通过感官对物体的外形进行记忆；情景记忆则是对事件发生的情景和环境的记忆；语义记忆是我们平时最常用的对语言文字的记忆，如背书等；情绪记忆就是对所体验过的情绪和情感进行记忆；而由身体的动

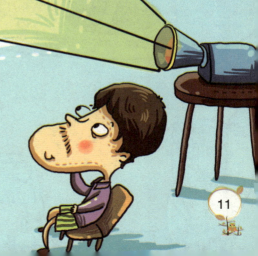

作所产生的记忆就是动作记忆。

　　小朋友们平时学习的时候，不仅要注意学习的方法，还可以将知识点转化为其他不同的方式去记忆，以便达到加深印象的目的。比如，我们在记英语单词的时候，可以将单词形象化，通过大胆的想象，我们甚至可以将这种语义记忆转化为动作记忆和情绪记忆。这样一来，不仅增加了学习的趣味性，还提高了学习的效率，何乐而不为呢？

　　著名的德国心理学家艾宾浩斯还曾发现人类的记忆规律，人们将他所发现的规律曲线称为艾宾浩斯遗忘曲线，这个曲线表明，记忆的遗忘是先快后慢的。所以，小朋友们，一定要在记住东西后常常巩固，这样，记忆才能历久弥新！

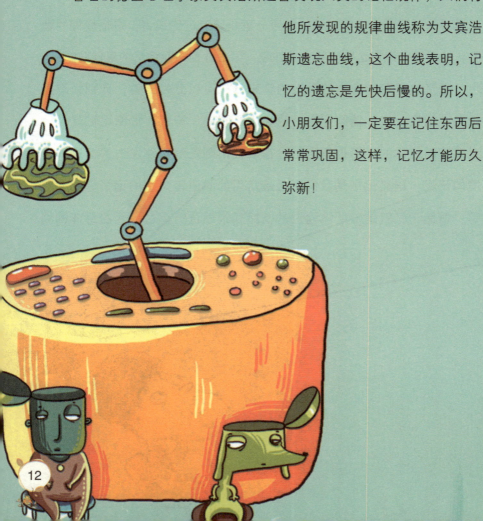

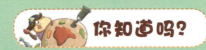
瞬时记忆

　　瞬时记忆是通过自身独特的形象等使大脑产生一瞬间的记忆，这种记忆通常容易被忘掉。比如，有趣的图片或者独特的声音可以一下子吸引你的注意力，并产生记忆，但随着时间的推移，你很容易忘记它。例如，小朋友在看动画片的时候，如果突然看到一个很有意思的片段，那一瞬间你会记得很清楚，但看完了动画片，你就会马上忘掉，这就是瞬间记忆的表现，它是十分短暂的。

短时记忆和长时记忆

　　短时记忆是通过外界的刺激所产生的记忆，一般只能保持几分钟的时间，如果不加以深入记忆的话，很快就会忘记。长时记忆是指不断理解和加深印象的长久性记忆。如果记忆深刻的话，可以记住一辈子哦！一些小朋友喜欢在考试前临时抱佛脚，强记课文，可是如果不及时巩固，一会儿就忘记了，到下次考试时，还是记不住。所以说，短时记忆只有通过反复地巩固才能转化为长时记忆。

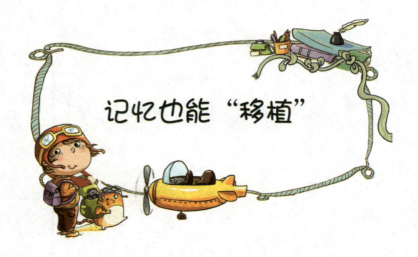

记忆也能"移植"

　　小朋友们，你们知道吗，我们的记忆也是可以移植的。随着科学技术的发展，人类已经可以在动物身上完成神秘的记忆移植了，现在就让我们一起来了解一下吧。

　　我们的整个记忆系统就像一部摄像机，可以将生活中的点点滴滴进行记录并储存。当我们回忆往事时，也如同在使用摄像机，只要将所需要的画面提取出来就可以了。我们保存记忆的地方就相当于摄像机的内存卡，我们的所有记忆都记录在这张"卡"上。

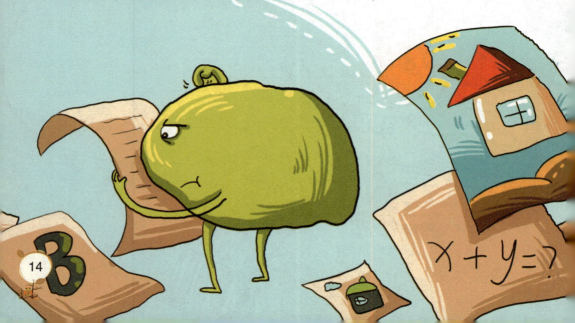

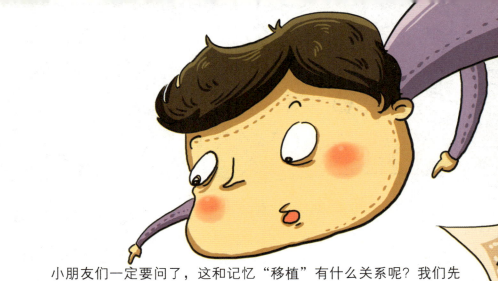

　　小朋友们一定要问了，这和记忆"移植"有什么关系呢？我们先来看看什么是记忆"移植"吧。

　　要了解记忆"移植"，我们首先得知道什么是移植。移植就是将现有的东西移动到另一个物体上，或者通过某一种媒介植入到另一个物体上。记忆移植的媒介就相当于摄像机的内存卡。我们将摄像机的内存卡取出，然后放入其他

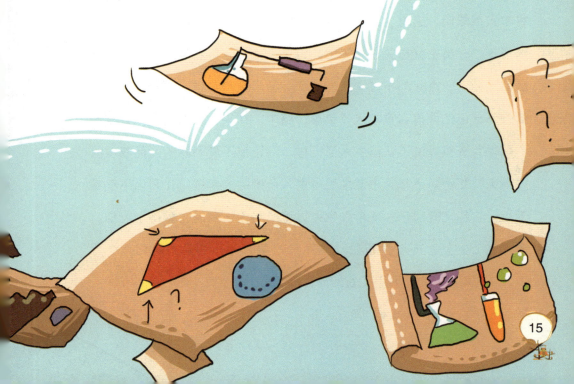

的摄像机中，你会发现，它在其他摄像机中依然可以使用。当然，记忆的移植是没有这么简单的。

每个人的记忆都是不同的，这是因为每个人的经历和想法不同。每一次经历给我们留下的记忆都不像摄像机摄像那么简单，它不仅仅是对事物本身的记录，还包括了我们的想法。目前，通过科学家们的努力，人们已经可以做到在动物身上移植记忆了。

1997年4月，美国科学家用两条牧羊犬做了一个实验，其中一只牧羊犬很聪明，它对主人很忠诚，很得主人的欢心；而它的"弟弟"则很笨，一出生就被关在笼子里，每天只知道吃饭和睡觉，其他的什么都不会，一点儿都不讨主人的喜欢。科学家将牧羊犬"哥哥"大脑的一部分记忆移植到牧羊犬"弟弟"脑中，结果，人们发现，牧羊犬"哥哥"变得好像不认识主人了一样，对谁都不理不睬的。而牧羊犬"弟弟"却不同了，它忠诚地照办主人所吩咐的事情，让它坐下就坐下，让它起来就起来，变得和它经过记忆移植之前的"哥哥"一样。令人伤心的是，一个多月后，这两只牧羊犬因不知名的脑病相继死去，目前科学家也解释不了它们死亡的原因。

这个实验证明：在动物身上，记忆是可以"移植"的。不过，记忆移植真的是一件好事吗？这个问题已经成了备受争议的话题。记忆移植后的两只牧羊犬相继死去这件事就足以提醒我们，记忆移植是很有风险的！更何况，每个人的记忆都是独一无二的，如果我们进行记忆移植了，那么，将会有很多人出现同样的记忆，这和前几年兴起的"克隆"有什么区别呢？记忆之所以珍贵，就是在于它的独一无二，也正是因为这样，它才值得我们一辈子去珍惜。

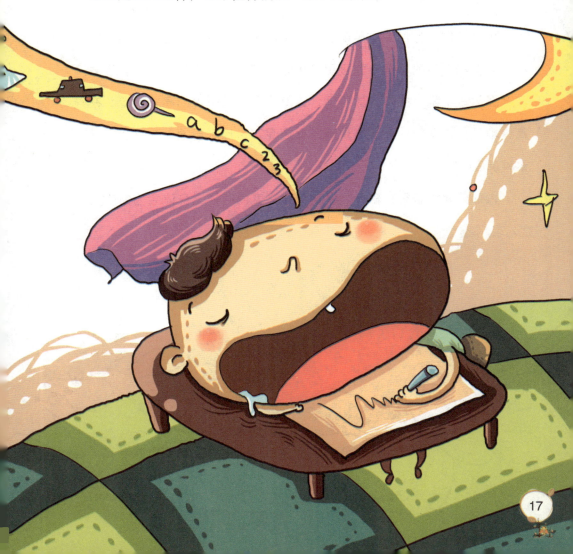

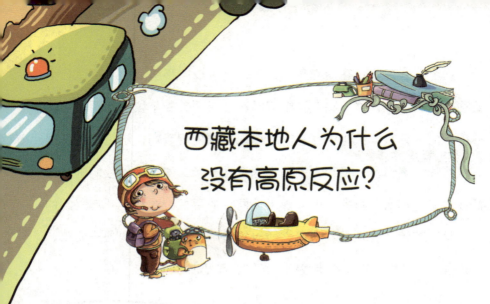

西藏本地人为什么没有高原反应？

小朋友们，你们知道美丽的世界之巅——青藏高原吧，那里，纯净的天空和圣洁的佛教寺院吸引了大量游客去旅游观光，可是，许多游客在旅途中都会感觉身体不适，这就是我们常听说的高原反应。在高原地区，游客为什么会出现高原反应呢？为什么当地人却不会出现这种反应呢？

大部分外地游客在攀登到一定海拔高度的时候，身体会因为空气

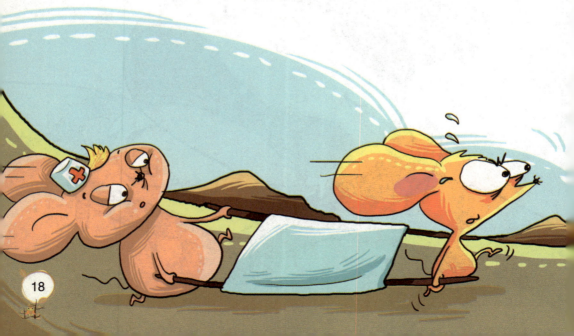

稀薄、含氧量少和气压差问题而出现呼吸不通畅、乏力、恶心、头晕等症状，这就是人们常说的高原反应，又叫急性高原病。

通常情况下，人们进入高于海拔3000米的地方，就会开始产生高原反应，出现胸闷、气短、面色及嘴唇发紫等症状，这种症状随着海拔的上升还会不断加重。一旦出现了高原反应，我们必须立即采取措施：如果情况不严重，可以到休息处去休息休息，随着对高原环境的逐渐适应，这种反应会慢慢减轻；如果情况比较严重，就必须给病人戴上氧气罩，否则很容易出事故；还有一种方法，就是让游客回到海拔3000米以下地区，这样一来，高原反应就会渐渐消失了。

造成高原反应的其他原因还有很多，个人准备不充分、心理素质不高和对高原气候的不适应都有可能使人产生高原反应，甚至有些人一到天气寒冷、空气干燥和紫外线照射强烈的地方也会出现高原反应。

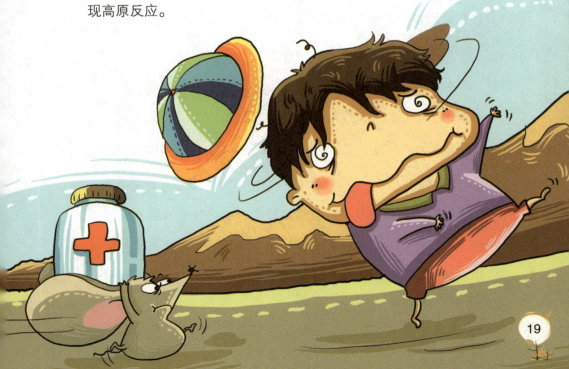

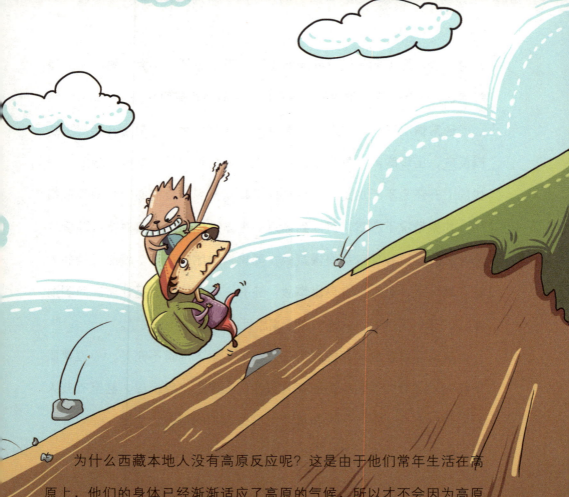

为什么西藏本地人没有高原反应呢？这是由于他们常年生活在高原上，他们的身体已经渐渐适应了高原的气候，所以才不会因为高原的各种恶劣天气而产生高原反应。

小朋友们，你们知道如果让西藏本地人到我们生活的平原上来居住，会有什么样的情况吗？正如平原上的人到高原上会不适应一样，他们来到平原也会感到不适，不过，这些不适随着时间的推移会逐渐消失。

那么，我们去高原游玩时应当采取什么样的措施呢？最重要的当然是药品。严重贫血和高血压人群是不能去高原的，如果患有普通疾病的话，最好也准备好氧气瓶。在刚进入高原时，人们会产生高原反

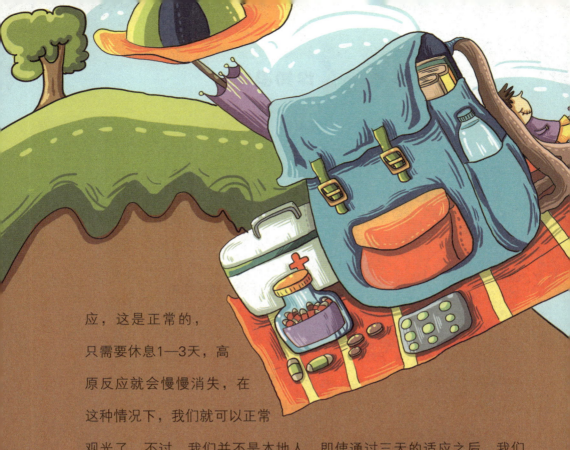

应，这是正常的，只需要休息1—3天，高原反应就会慢慢消失，在这种情况下，我们就可以正常观光了。不过，我们并不是本地人，即使通过三天的适应之后，我们依然不能在高原上奔跑，否则，就会又产生高原反应了。

在高原上，游客应该多吃蔬菜，多饮水，但是不能暴饮暴食，因为这样会给消化系统增加负担。在进入高原的途中，应保护好自己，尽量多穿衣服注意保暖，不要感冒，因为感冒容易引发高原肺水肿。如果真的感冒了，应该立即吃感冒药，如果感冒两天左右才开始吃感冒药，那就已经不起作用了。

高原反应还会引起一些其他的并发症，如高原脑水肿、呼吸性碱中毒等。如果有老人要到高原游玩，一定要做好充分的准备。小朋友们，现在，你们知道去高原游玩前应该做哪些准备了吧？

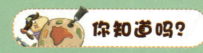

高原红

由于高原地区的海拔和地势都很高，所以高原上温差很大，紫外线自然也要强于平原地区。这里的人们常年生活在这样的环境里，面部的皮肤角质都变得薄而敏感，脸上会产生红色的血丝，肉眼看上去，呈现出红色的块状或斑状，俗称"高原红"。高原红不像腮红，腮红颜色偏浅，高原红的颜色很深，是红血丝较为明显的一种症状。

患有高原红后保护皮肤的措施

应尽量避免在紫外线强烈时出门，避免阳光暴晒。出行前应擦点防晒霜，时刻保持皮肤表面的水分。为了不使皮肤过分干燥和被紫外线照射，也可以携带遮阳伞。在选用日常护肤品的时候也要注意，要选择温和的不刺激皮肤的洗面奶。尽量不要选择太多美白的洗面奶，因为这些洗面奶中所含的一些成分会刺激皮肤，这样一来，反而会加剧高原红的症状。尽量多喝水，如果有条件的话，可以多吃一些绿色蔬菜，补充身体所必需的营养物质。

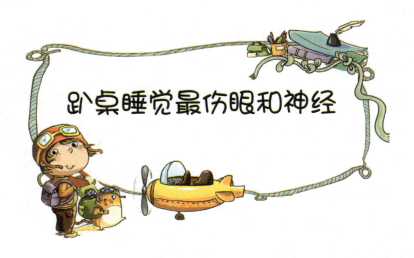

趴桌睡觉最伤眼和神经

小朋友们，午休时，你会选择上床睡午觉还是趴在桌上睡午觉呢？趴在桌上睡午觉的小朋友们会不会觉得睡醒后头晕、眼睛不舒服呢？学习了这一节，大家就会了解到趴在桌上睡午觉的危害了。

当我们趴在桌上睡觉时，手臂会受到脑袋的压迫，这会导致睡醒

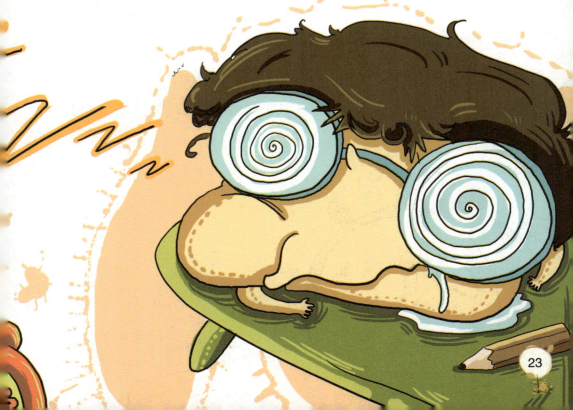

后手臂又酸又麻。在睡觉的时候，人体血液的流动速度会逐渐减慢，身体内部的调节也开始变缓，这样一来，流入大脑的血液就会减少。我们大都是在午饭后午睡，此时，身体的大部分血液会进入胃肠道帮助消化，如果在这种情况下趴在桌上睡觉，就会导致大脑供血不足，睡醒后，人会觉得昏昏沉沉。

那么，为什么又说趴在桌上睡午觉会影响视力呢？

原来，选择趴着睡的睡姿时，眼球很容易受到压迫，这会导致眼压的升高，所以，趴着睡的同学才会在醒来后觉得眼前模模糊糊的。长期这样的话，就会造成视力的下降。

有的小朋友会发现如果趴在桌上睡觉，醒来后经常会打嗝，这又是为什么呢？

这是因为趴在桌上睡觉会导致呼吸不顺畅。趴在桌上睡觉时，上身是直立的，胃部却是弯曲的，这样，鼻子的呼吸就会受到阻碍，很多小朋友就会不自觉地开始用嘴巴呼吸。空气通过嘴巴进入食道后，由于胃部的弯曲，不能被及时地排出，只得挤压在身体内部，加上刚吃过午饭，胃部的食物还正在消化，就很容易引起胀气。

醒来后，体内的气体往
上涌出，我们就会想要打嗝。

　　除此之外，还需要强调的是，趴着睡
觉只能实现脑部的暂时休息，身体的其他部位
都还在继续工作，并没有得到真正的休息。对

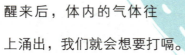

于青少年来说，睡眠是十分重要的，身体的发育和生长主要是在这一段
时间内完成的。由此可见，趴在桌上睡觉的危害真大啊！

　　所以，在午休的时候我们应当尽量躺在床上睡，而且不能饭后马
上就睡觉，最好能有半小时的间隔。这样，就不会有趴在桌子上睡觉
所带来的问题了，躺着午休不仅可以保护脑部神经，保护视力，还利
于小朋友们的成长。

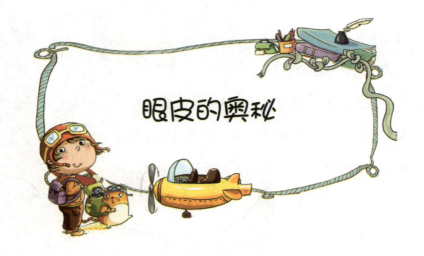

眼皮的奥秘

小朋友们，你们对自己的眼皮了解多少？你们想过人为什么要闭着眼睛才能睡觉吗？现在就让我们一起来看一下吧。

根据科学家们的推测，早期生物可能都没有眼皮，后来因为不断的进化才拥有了眼皮，可见，眼皮是生物的一个先进的器官。

那么，为什么人们要闭着眼睛睡觉呢？

我们可以先做一个尝试，渐渐放松，什么都不想，就会发现眼皮会逐渐下垂。这是为什么呢？原来，从生理上来说，这才是眼皮的自然状态。我们的眼皮在不受大

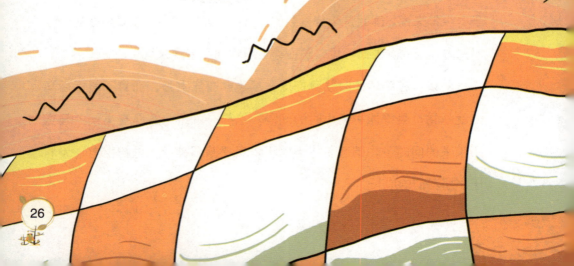

脑和肌肉控制时会呈现自然的下垂状，这也就是睡觉时眼皮会垂下来的原因了。

　　小朋友可能要好奇地问了，为什么鱼儿睡觉的时候不用闭眼呢？这是由于鱼类和人类眼皮附近的构造不同导致的。人类眼皮的运动是靠控制眼皮的肌肉来完成的，它既可以控制我们的眼皮下垂，也可以控制眼皮收缩。可是鱼类偏偏少了这么一块肌肉，所以它们的眼皮永远处于收缩状态，这就是鱼儿睡觉时不"闭眼"的原因了。

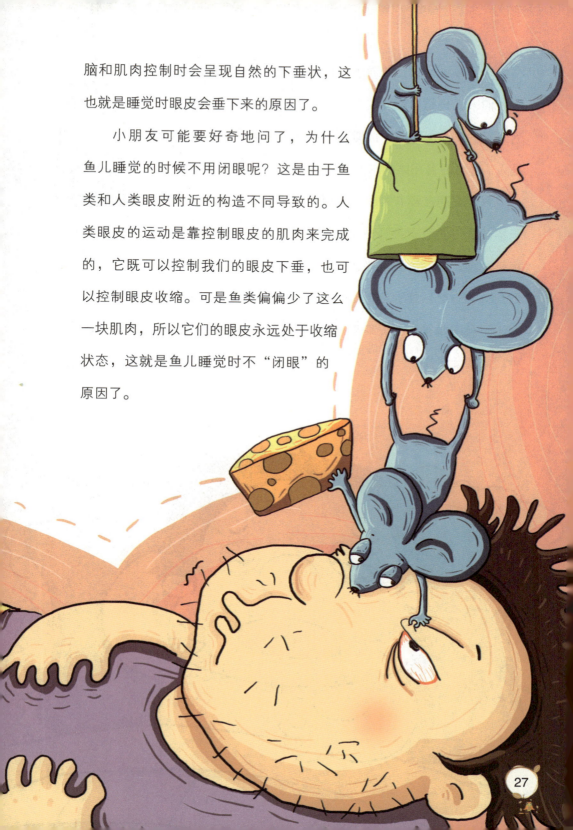

也可以说，睡觉的时候眼皮会闭上是一种保护行为。眼睛对我们来说是相当重要的，闭上眼皮可以让我们的双眼不易受到外界的刺激。同时，闭眼还可以使眼睛保持湿润状态，这也是人们睡觉时会闭眼的原因之一。

很多小朋友都有跳眼皮的经历。科学地来说，跳眼皮是由于控制眼皮的肌肉神经不正常兴奋造成的，它会引起眼部肌肉纤维的短暂收缩，牵动附近皮肤跳动。通常情况下，跳眼皮只会持续几秒钟到几分钟，之后就会恢复。一般来说，跳眼皮都是由于用眼过度、睡眠不足和眼睛受到强光刺激导致的，我们只需要闭眼休息几分钟，这种现象就会消失了。

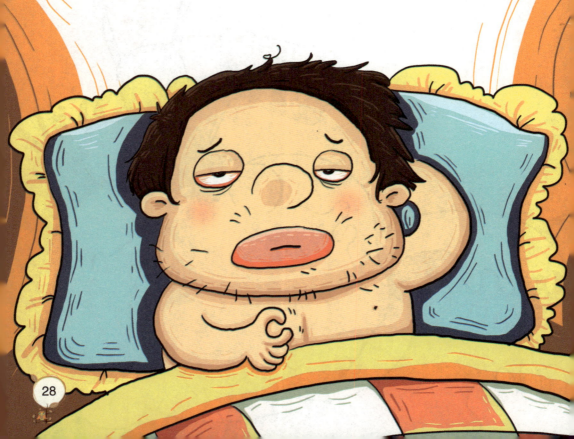

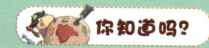

动物睡觉的样子

狗喜欢将耳朵贴在地上睡觉，这是为了在夜里能听到周围的声音，时刻保持警觉。猫头鹰常常用爪子抓稳树枝，站在树枝上睡觉。其实，它是睁着一只眼闭着一只眼，这样，它就可以抓到老鼠当食物了。鱼睡觉的时候更特别，因为没有眼睑，所以它们睡觉时不闭眼睛，当你看见鱼睁着眼睛在水里一动不动时，它可能就是在睡觉哦！蝙蝠睡觉也很特别，它们一般是倒挂着睡。马连睡觉的姿势也很帅，因为它是站着睡觉的！

磨牙

6—13岁一般是小朋友的换牙期，这段时间有的小朋友会出现磨牙的现象，这是为了适应上下牙齿磨合生长，所以，处于生长发育时期的小朋友磨牙是很正常的。但是，如果成年人在睡觉时有磨牙的情况，那就不正常了。这个时期的磨牙会损害牙齿，还会伤害牙部组织，往往是由兴奋或者肠道的寄生虫所导致，长期下去，就会变成一种疾病，如果不加以改正，就会越来越严重。所以，如果成年以后依然磨牙，就有必要注意了，这表示你可能生病了，要及时去看医生。

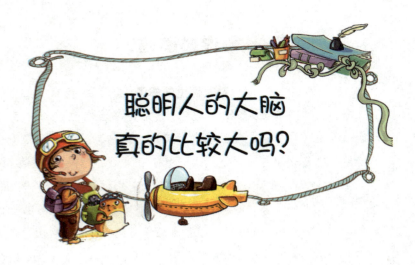

聪明人的大脑真的比较大吗?

很多人都认为聪明人的大脑会比较大,那么,聪明人的大脑和普通人的大脑究竟有什么区别呢? 我们一起去了解一下吧。

生物学家的研究表明,高级动物大脑的相对重量会相对高于低级动物。猩猩的大脑重量约为400克,猿猴的大脑重量超过了800

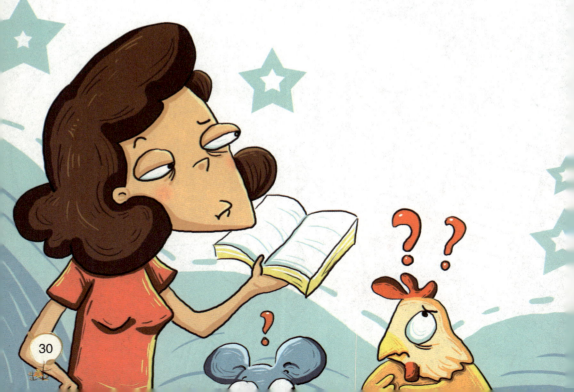

克，而人类的大脑重量则达到了1400克。这一系列数据似乎告诉我们，脑重量越大，生物的智力等级就越高。可是，到底是不是这样呢？

研究表明，爱因斯坦的大脑重量为1230克，明显不如常人，如果说脑重量越大，智商越高，那么爱因斯坦的智商与普通人相比都有不小的差距。看来，大脑容量影响人的智商这一说法还有待研究。

经过多年的研究，科学家们又完善了那句话，他们认为，大脑重量占本人身体重量的比例越高，智商就会越高。这仍然不是完全正确的解释，因为随着时间的推移，科学家们发现，还有其他影响智商的因素。

多次统计证明，大脑皮层的面积占大脑面积的比例越大，人的智

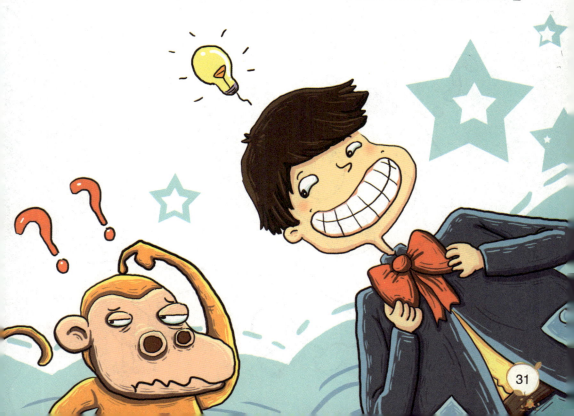

商就越高。这一点甚至也适用于其他动物，如黑猩猩等。经过测试，黑猩猩的智商可以达到与九岁儿童平等的水平。所以，小朋友们可千万不能小看了黑猩猩哦！

　　还有一个原因，就是大脑的回间沟，也就是大脑表面的凹沟。这些凹沟会影响人体神经的传达，所以，大脑表面凹沟越少，人就越聪明。研究发现，爱因斯坦的大脑表面有很多部分都没有凹沟，或许这就是爱因斯坦的智商高于普通人的原因。

　　小朋友们，你们现在知道了吗？

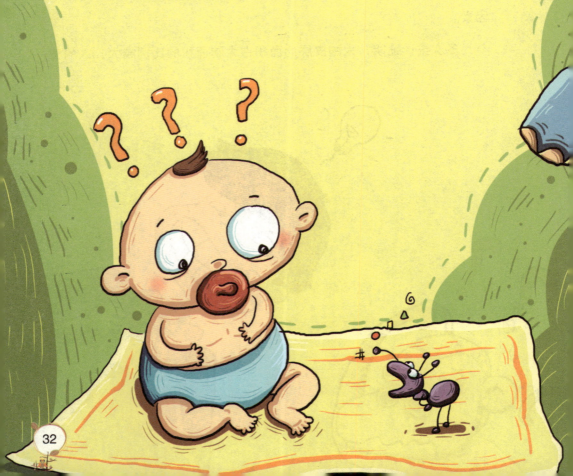

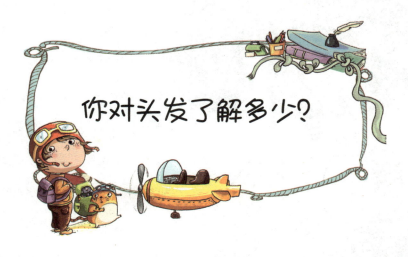

你对头发了解多少？

　　为什么爸爸妈妈有一头乌黑的头发，而爷爷奶奶的头发是花白的呢？为什么有的人头发很长，有的人头发却很短？为什么有的人头发长得快，有的人长得慢呢？为什么我们会长头发，它又有什么作用呢？小朋友们，你们对自己的头发了解多少呢？

　　头发是长在脑袋上面的毛发，一般人的头发数量大约为十万根。因为种族和基因的不同，头发有不同的颜色，并且长短也不一样。欧洲人的头发多是金黄色的，头发较多较细密；亚洲人的头发呈黑褐色，相比之下，发量会少些；非洲人的头发呈黑色，他们的发量相对

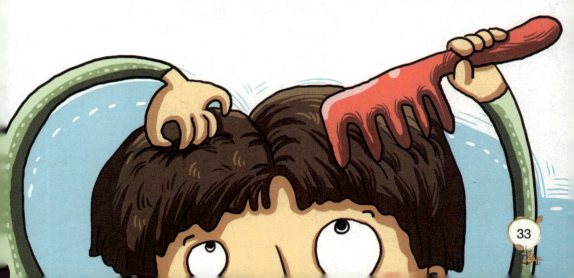

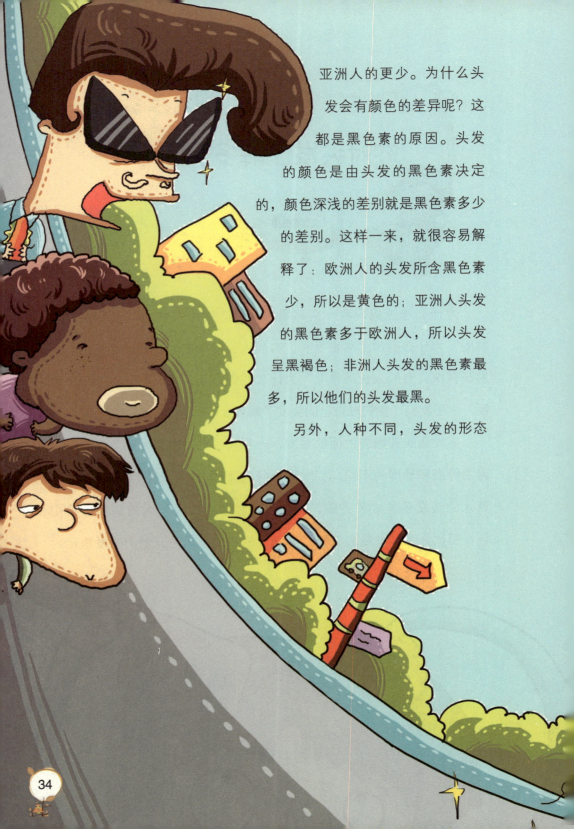

亚洲人的更少。为什么头发会有颜色的差异呢？这都是黑色素的原因。头发的颜色是由头发的黑色素决定的，颜色深浅的差别就是黑色素多少的差别。这样一来，就很容易解释了：欧洲人的头发所含黑色素少，所以是黄色的；亚洲人头发的黑色素多于欧洲人，所以头发呈黑褐色；非洲人头发的黑色素最多，所以他们的头发最黑。

另外，人种不同，头发的形态

也不同：亚洲人的头发非常直，欧洲人的头发会有点波浪卷，非洲人的头发就非常卷了。因为头发的形状和人的基因遗传有密切的关系，所以亚洲人从一出生头发就是偏直的，而非洲人一出生就是自然卷。

头发有保护脑袋的作用。人类的脑袋虽然只占体重的百分之二，却是个极为重要的部分，头发就像一个保护垫一样附着在脑袋周围，它可以有效地减少外界带来的碰撞，保护脑袋不受伤害，同时，头发也有隔绝细菌的作用。小朋友们可以想象，如果一个东西砸向头顶时，没有头发的抵挡，光秃秃的脑袋会受到多大的伤害。针对外界的干扰，如下雨、阳光暴晒等，头发都能够起到一定的保护作用，然后将较小的外界刺激通过神经系统传递给大脑，让大脑对这些问题进行判断和处理。

头发还有隔热保暖的作用。夏天来了，头发不仅能阻挡阳光直接照射脑袋，还可以吸收一部分热量。在寒冷的冬天，人们可以通过长长的头发御寒，它就像一顶帽

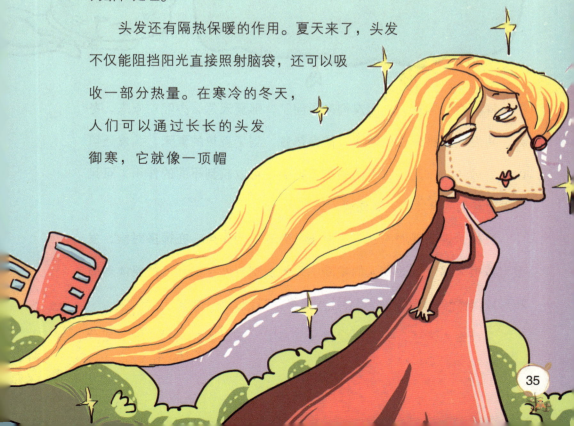

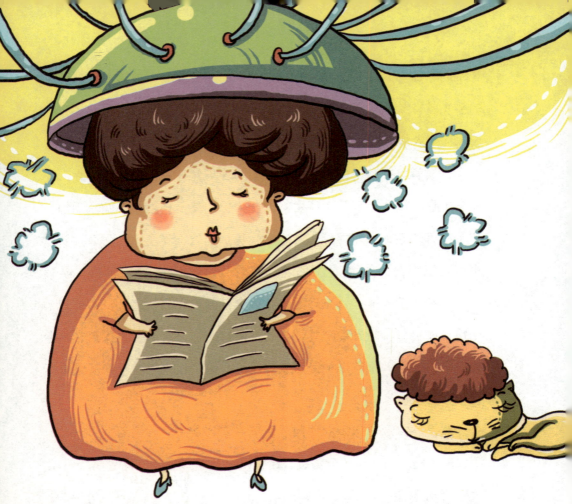

子一样。看到这里，小朋友们又要问了，那夏天怎么办呢？原来，冬天，头发能隔绝外部的寒冷，储存热量；到了炎热的夏天，头发还可以起到散热的作用。在不同的季节，头发可以起到不同的作用，可见头发对我们的身体多么重要啊！

另外，需要强调的是，头发还具有美观的作用。在很多时候，发型可以很大程度地改变人的相貌。好的发型有助于提升人的整体气质和形象，当然，坏的发型则会让人显得乱糟糟的。

为什么人老了，头发也会慢慢变白呢？这是因为头发的主要成分是角质蛋白，它是由氨基酸组成的，如果缺少氨基酸，头发就会缺乏营养，就容易受损变白了。另外，就是我们前文提到的黑色素在作怪了：随着年龄的增长，头发里的黑色素会逐渐减少，这样一来，人的头发就会渐渐变白了。有时，用脑过度也会让人产生白发，这就解释了为什么有些年轻人也会长白头发。

想要一头漂亮的头发，良好的营养是必须的，所以，小朋友一定不要挑食，要均衡营养，这样才能身体健康，头发乌黑亮丽！

现在，很多人都喜欢染发，其实，染发是一种不好的习惯，它会伤害到我们的头发。因为染发不仅会伤害头皮，还会伤害毛囊。少数人在染发后还会发生过敏，皮肤发红发痒甚至会长红疹，过敏后还需要进行药物治疗。染发次数过多，就会引起脱发，长期染发或者染发频繁甚至有致癌的风险。科学家们发现，经常染发的人患肿瘤的可能性是不染发的人的6倍。

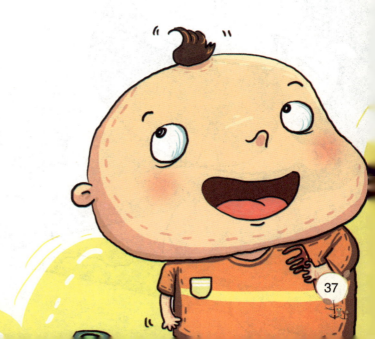

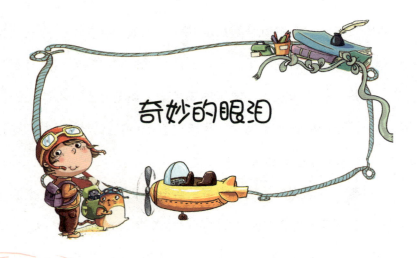

奇妙的眼泪

你们听过"喜极而泣"这个词吗？一般人在伤心难过时会流眼泪，但有的人在大笑时也会流眼泪，这是为什么呢？你们一定很好奇吧？那就让我们一起来寻找答案吧！

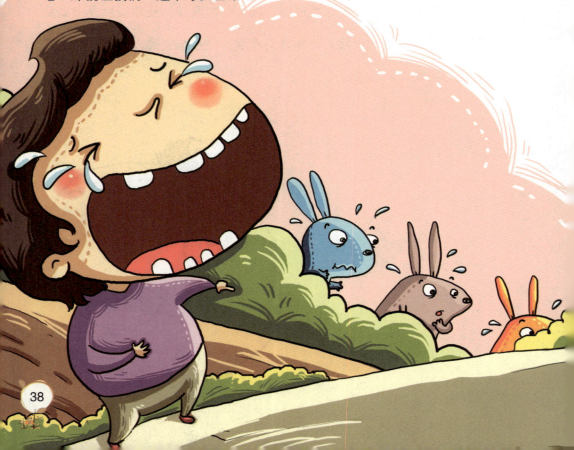

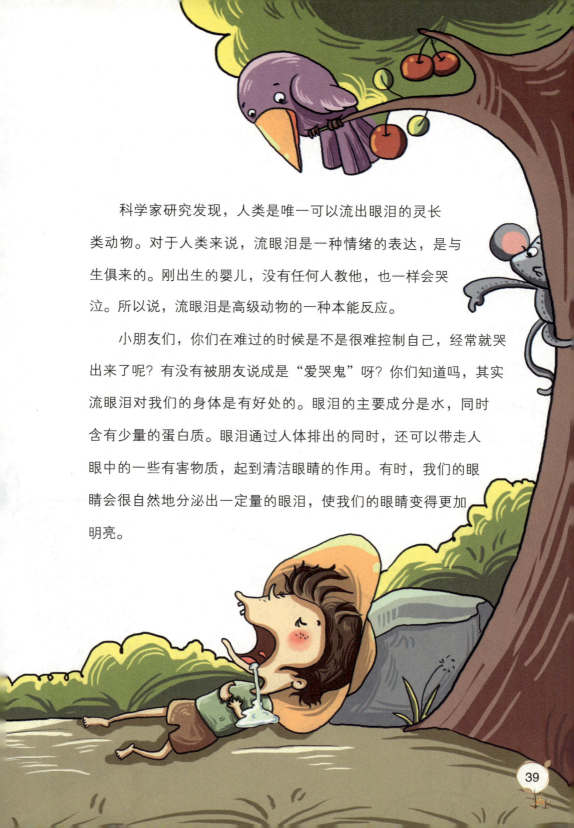

　　科学家研究发现，人类是唯一可以流出眼泪的灵长类动物。对于人类来说，流眼泪是一种情绪的表达，是与生俱来的。刚出生的婴儿，没有任何人教他，也一样会哭泣。所以说，流眼泪是高级动物的一种本能反应。

　　小朋友们，你们在难过的时候是不是很难控制自己，经常就哭出来了呢？有没有被朋友说成是"爱哭鬼"呀？你们知道吗，其实流眼泪对我们的身体是有好处的。眼泪的主要成分是水，同时含有少量的蛋白质。眼泪通过人体排出的同时，还可以带走人眼中的一些有害物质，起到清洁眼睛的作用。有时，我们的眼睛会很自然地分泌出一定量的眼泪，使我们的眼睛变得更加明亮。

针对大笑时流泪这种现象，目前比较合理的解释是，眼泪是被笑给"挤"出来的。人类的眼睛上下两个部分分别分布了一种产生眼泪的器官，这种器官被称为泪腺。泪腺有十条左右的排泄管，它的作用就是排泄眼泪。

　　你们知道吗，其实我们的眼睛是经常流泪的，只是我们感受不到。眼睛会经常产生少量的眼泪，这些眼泪的作用是滋润我们的眼球表面，由于眼泪的数量很少，所以我们一般不会发现。有的小朋友要问了，既然有排泄眼泪的管道，那么，有没有储存眼泪的地方呢？在我们排泄眼泪的位置，有个像管子一样的泪道，泪道是由泪小点、泪小管、泪囊和鼻泪管四个部分组成的，眼泪通过泪小点进入泪小管，然后流入泪囊，泪囊就是储存眼泪的地方了。如果我们的眼泪分泌过多，它们就会流入鼻泪管，

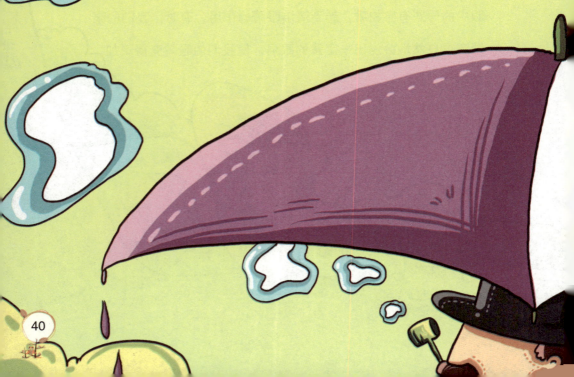

这就是我们平常所说的"一把鼻涕一把泪"了！

当我们大笑时，由于眼睛紧闭，会导致眼泪被吸入泪小点，再通过泪小管流入鼻泪管。而大笑还会导致人的鼻腔压力增加，这样一来，准备流入鼻腔的眼泪不能正常流入，只能被直接挤出眼睑，从眼睛里流出来了。

俗话说"男儿有泪不轻弹"。和女性相比，男性经常会因为自尊和面子等的问题，尽量控制自己的情绪，不轻易流泪。有一位科学家曾进行过这样的调查，通过一个月的时间对男性和女性的流泪情况进行统计，他发现大约有一半的男性没有流眼泪，只有百分之六的女性可能不流眼泪，这个结果表明，男性流眼泪明显少于女性。除此之外，男女流泪的原因也不同，女性流泪，可能更多的是因为人际

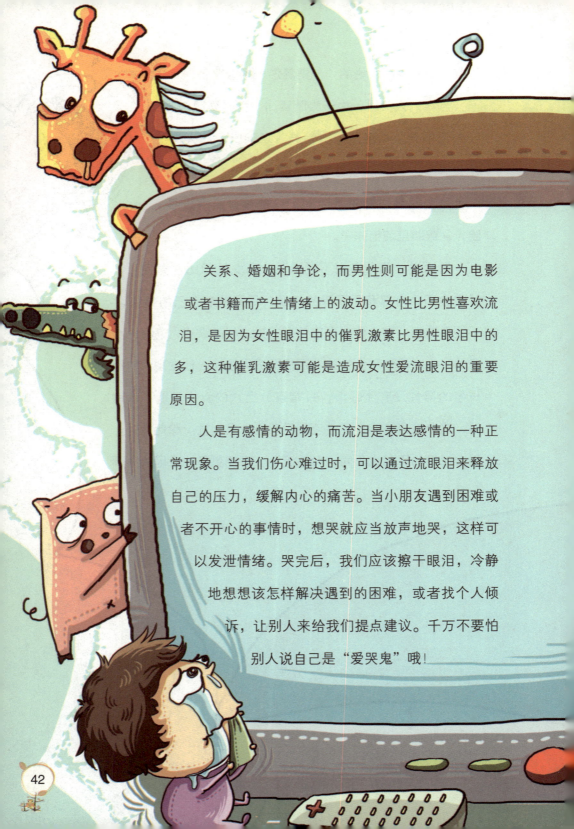

　　关系、婚姻和争论，而男性则可能是因为电影或者书籍而产生情绪上的波动。女性比男性喜欢流泪，是因为女性眼泪中的催乳激素比男性眼泪中的多，这种催乳激素可能是造成女性爱流眼泪的重要原因。

　　人是有感情的动物，而流泪是表达感情的一种正常现象。当我们伤心难过时，可以通过流眼泪来释放自己的压力，缓解内心的痛苦。当小朋友遇到困难或者不开心的事情时，想哭就应当放声地哭，这样可以发泄情绪。哭完后，我们应该擦干眼泪，冷静地想想该怎样解决遇到的困难，或者找个人倾诉，让别人来给我们提点建议。千万不要怕别人说自己是"爱哭鬼"哦！

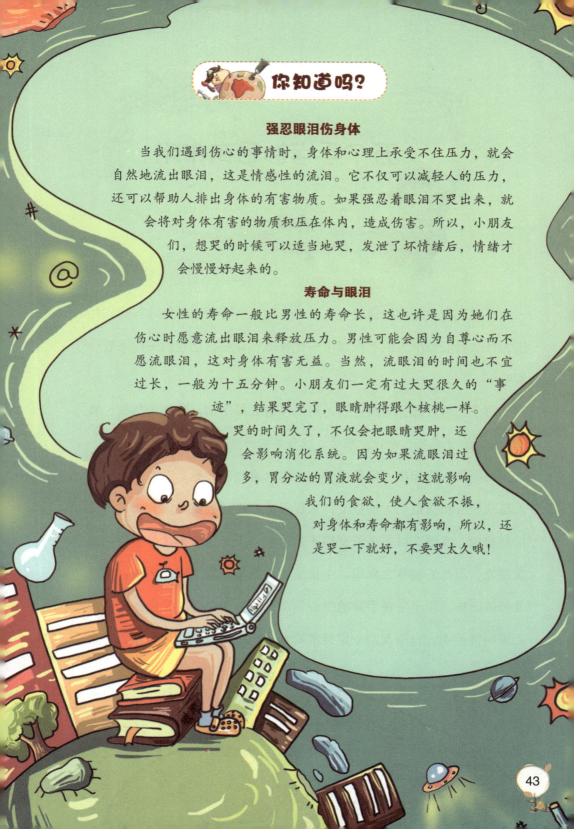

你知道吗?

强忍眼泪伤身体

当我们遇到伤心的事情时，身体和心理上承受不住压力，就会自然地流出眼泪，这是情感性的流泪。它不仅可以减轻人的压力，还可以帮助人排出身体的有害物质。如果强忍着眼泪不哭出来，就会将对身体有害的物质积压在体内，造成伤害。所以，小朋友们，想哭的时候可以适当地哭，发泄了坏情绪后，情绪才会慢慢好起来的。

寿命与眼泪

女性的寿命一般比男性的寿命长，这也许是因为她们在伤心时愿意流出眼泪来释放压力。男性可能会因为自尊心而不愿流眼泪，这对身体有害无益。当然，流眼泪的时间也不宜过长，一般为十五分钟。小朋友们一定有过大哭很久的"事迹"，结果哭完了，眼睛肿得跟个核桃一样。哭的时间久了，不仅会把眼睛哭肿，还会影响消化系统。因为如果流眼泪过多，胃分泌的胃液就会变少，这就影响我们的食欲，使人食欲不振，对身体和寿命都有影响，所以，还是哭一下就好，不要哭太久哦！

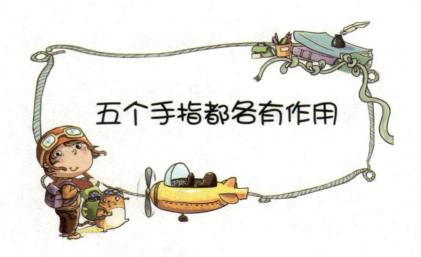

五个手指都各有作用

小朋友们，你们知道我们的十个手指分别有什么作用吗？你们知道为什么我们每个人的手指都不一样长吗？现在就让我们一起来看一看吧。

每个正常人都拥有两只手，每只手有五根手指，分别为拇指、食指、中指、无名指、小指。那么，这些手指分别有什么作用呢？

拇指又叫大拇指，是五个手指中最大最粗的一根。在古代，有钱人喜欢将玉扳指戴在大拇指上，来显示自己身份的高贵。食指又叫式指和盐指，在很久以前还没有筷子的时候，人们会常用这个手指挖起饭菜吃，因此它被称为食指。中指是五个手指中最中间的一根，也是最长的一根，由于它在手掌的中心，所以被称为中指。无名指在医学上被叫作药指，小朋友们一定经常看到人们把戒指戴在无名指上，这

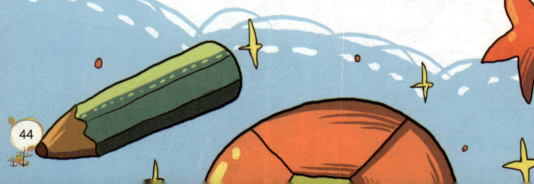

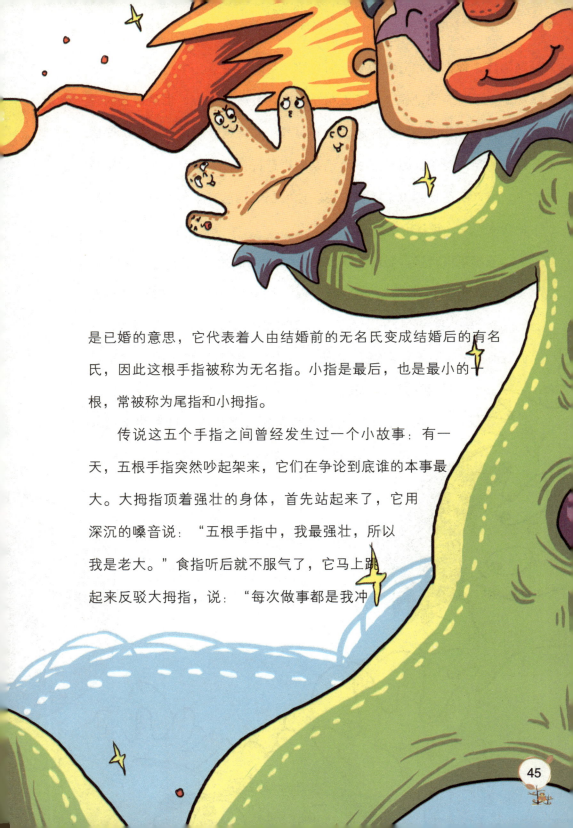

是已婚的意思，它代表着人由结婚前的无名氏变成结婚后的有名氏，因此这根手指被称为无名指。小指是最后，也是最小的一根，常被称为尾指和小拇指。

传说这五个手指之间曾经发生过一个小故事：有一天，五根手指突然吵起架来，它们在争论到底谁的本事最大。大拇指顶着强壮的身体，首先站起来了，它用深沉的嗓音说："五根手指中，我最强壮，所以我是老大。"食指听后就不服气了，它马上跳起来反驳大拇指，说："每次做事都是我冲锋陷阵，你们都跟着我做事，所以我才是领导者。"中指拍拍身上的灰尘，不甘示弱地说道："五根手指中，我在最中心，也是最长的，老大肯定得我当。"大家越说越不服气，结果越吵越凶，吵醒了旁边睡觉的足球爷爷。足球爷爷用沧桑的声音说："大家都别吵了，别吵了，我老头子连睡觉都不得安生。你们都说自己有本事，那么，谁能把我拿起来，我就承认谁是老大。"

五根手指听了，纷纷安静下来。大拇指拿出大哥大的派头，结果试了几次都没成功，食指、中指、无名指、小指也是一样。足球爷爷看着他们一个个垂头丧气的样子，说："你们合作把我拿起来试试。"结果，它们轻而易举地就将足球爷爷拿起来了。足球爷爷笑着对它们说："孩子们，团结就是力量啊。"

五根手指，其实谁也离不开谁，只有团结起来才能发挥巨大的作用。这就告诉我们，尽管我们的每一根手指都有它们不同的作用，但是，只有五根手指结合起来使用，才能将作用扩大化，方便我们做事。

那么，为什么五根手指会不一样长呢？

据生物学家解释，我们的五根手指不一样长主要是由两个原因导致的。第一个原因是遗传的作用，在我们呱呱落地的时候就已经变成这样了。另一个原因是进化的作用，根据力学原理，手指长短不一样才能更好地用力和做事情，所以在人的进化演变中，五根手指逐渐变得长短不一了。

小朋友们，你们听过"十指连心"这个词吗？这个词语告诉我们，每根手指都和我们的身体有密切的关系，所以，我们要好好保护它们。现在，我们来学学手指操，这有助于保持身体健康哦。首先挤压中指，将左手手掌放平，用右手的大拇指和食指慢慢挤压和轻揉中指，另一只手采用同样的做法，这样可以减轻精神压力，让人放松哦！同时我们也可以轻揉无名指，将右手大拇指压住无名指和小指的指腹一面，背面放在右手其他手指的侧面，用大拇指轻轻挤压无名指，另一只手采用相同做法，这样可以起到减轻疲劳和帮助呼吸的作用。另外，上挺手指，将无名指指甲放在大拇指的指腹上，其他手指向外用力张开，就像古人捏兰花指的手势，这样可以提高听力，在登山时可以做这个动作来调整呼吸。小朋友们在外面游玩或者登山时，可以试试这种办法呀！最后一种，挤压手心，将右手拇指放在左手的食指上，右手其他的手指从手心处开始轻轻挤压，这样可以舒缓精神压力、缓解疲劳。小朋友们在做作业或者写字写得很累时，可以做下手指操，这样既可以缓解疲劳，还可以让手指变得更漂亮呢！

　　小朋友们，你们明白手指的作用了吧？我们可要好好保护它们呀！

探秘人会变老的原因

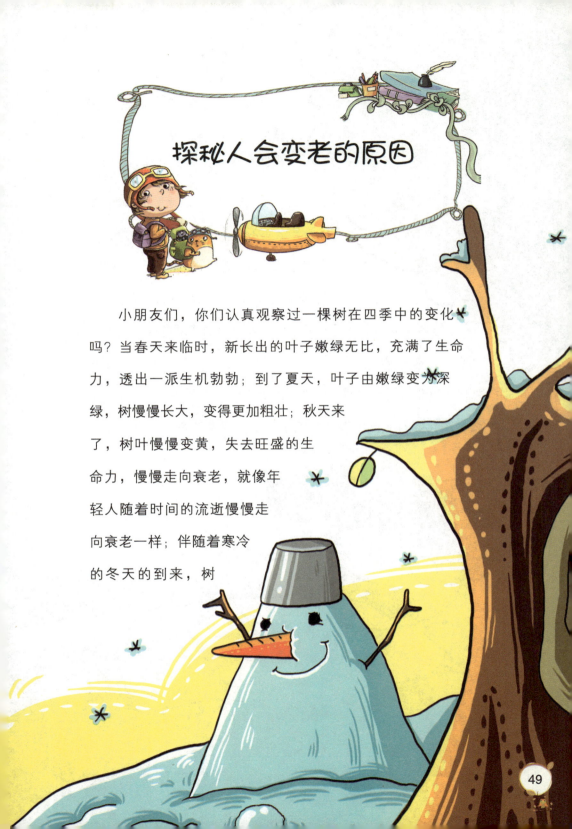

　　小朋友们，你们认真观察过一棵树在四季中的变化吗？当春天来临时，新长出的叶子嫩绿无比，充满了生命力，透出一派生机勃勃；到了夏天，叶子由嫩绿变为深绿，树慢慢长大，变得更加粗壮；秋天来了，树叶慢慢变黄，失去旺盛的生命力，慢慢走向衰老，就像年轻人随着时间的流逝慢慢走向衰老一样；伴随着寒冷的冬天的到来，树

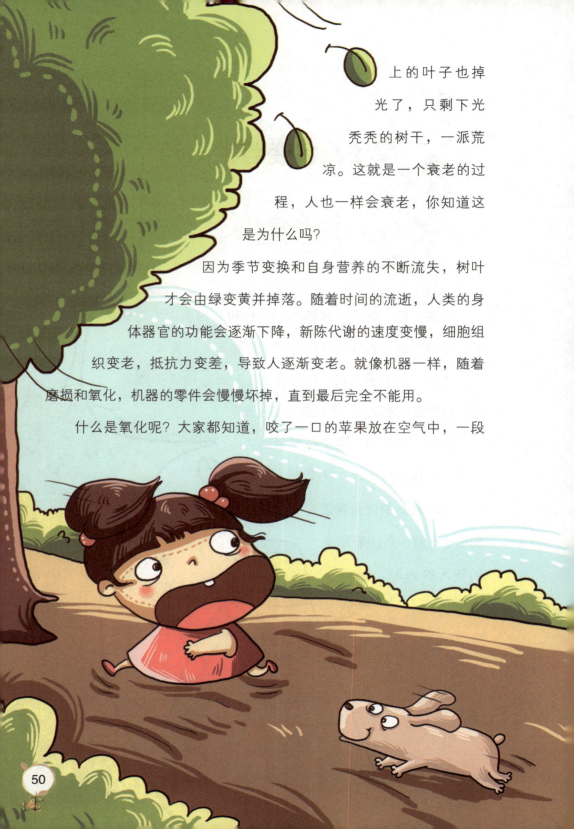

上的叶子也掉光了，只剩下光秃秃的树干，一派荒凉。这就是一个衰老的过程，人也一样会衰老，你知道这是为什么吗？

因为季节变换和自身营养的不断流失，树叶才会由绿变黄并掉落。随着时间的流逝，人类的身体器官的功能会逐渐下降，新陈代谢的速度变慢，细胞组织变老，抵抗力变差，导致人逐渐变老。就像机器一样，随着磨损和氧化，机器的零件会慢慢坏掉，直到最后完全不能用。

什么是氧化呢？大家都知道，咬了一口的苹果放在空气中，一段时间后，裸露出来的果肉部分会由白色变为黄色甚至褐色。其实，这就是氧化。氧化就是氧气和其他物质所发生的化学反应。

人变老时，会出现一些特征。人的皮肤会变得粗糙，不再有年轻时的光滑和弹性；笑起来时眼角会出现皱纹；头发会慢慢变白；身体抵抗力下降，容易生病。同时，肌肉也会失去活力，不能再像年轻人那样活蹦乱跳；大脑的神经细胞会衰老；人体的心血管老化，血管变硬堵塞，导致血液不通畅，人们可能会患高血压、脑血栓等病，甚至会得中风或者老年痴呆症等。

每个人都会变老，没有谁可以停止自己走向衰老的脚步，现在人们能做的就是将衰老的脚步放慢。有的女性为了防止皮肤衰老，会用一些护肤品保养。其实，目前比较科学的延缓衰老的办法还是有一些的，比如，可以运用食疗的方法，即吃一些有营养的食品或者帮助抗氧化的水果，石榴就是抗氧化水果之王；也可以通过适量运动，提高身体的免疫力，增强体质来延缓衰老；或者多补充一些人体所需的维生素，例如维生素C之类的东西。最重要的还是人们的心态，只要拥有

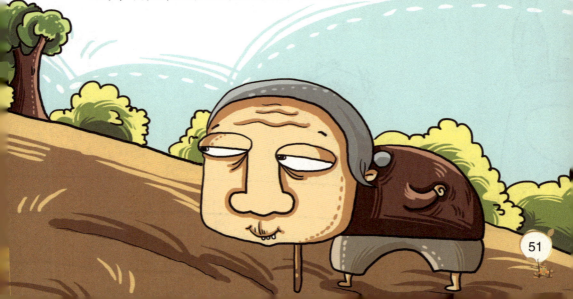

健康的心态，就会像年轻人一样充满活力。

人体的器官开始衰老的时间是不同的。女性从25岁开始，皮肤就慢慢衰老了，而男性则会在35岁开始，皮肤慢慢变得粗糙和松弛。肺活量从20岁就开始逐渐减小，等到了40岁，人爬楼梯或做运动时就会有点力不从心，等年纪再大一些，可能走路时都会有点上气不接下气。男性的头发一般从30岁开始慢慢变白，女性一般则会从35岁开始。人体的骨骼会从35岁开始衰老，随着年龄的增长，骨骼的钙质会慢慢流失，到了七八十岁时，人的骨骼还会缩小几厘米，这就是为什么人老了会慢慢变矮的原因。

到了40岁后，人的眼睛、心脏、牙齿开始衰老。眼睛的适应力变差，自我调节能力减弱。心脏血管也会老化变硬，心脏向其他器官输送血液的效率变低，严重时，人会有得心脏病的风险。就连人的牙齿也会老化松动，牙齿会变得敏感，不能吃硬的或者冷的以及有刺激性的食物。40岁以上的人，口腔的唾液分泌也会减少，而唾液有杀菌消毒的作用，所以人老了会更容易出现口腔方面的疾病，故而上了年纪的人应多注意口腔卫生。

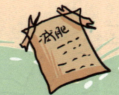

人的肾脏会在50岁后开始衰老，听力会在55岁左右开始逐渐下降，所以在这样的年龄段，人们要更加注意保养身体！随着时间的推移，大自然里的生命都会由旺盛走向衰老直到死亡，这是大自然的规律，是人们不能控制的。人也会慢慢地变老，所以我们要珍惜自己的青春，多做些有意义的事情，不能让自己的人生过得单调而乏味。

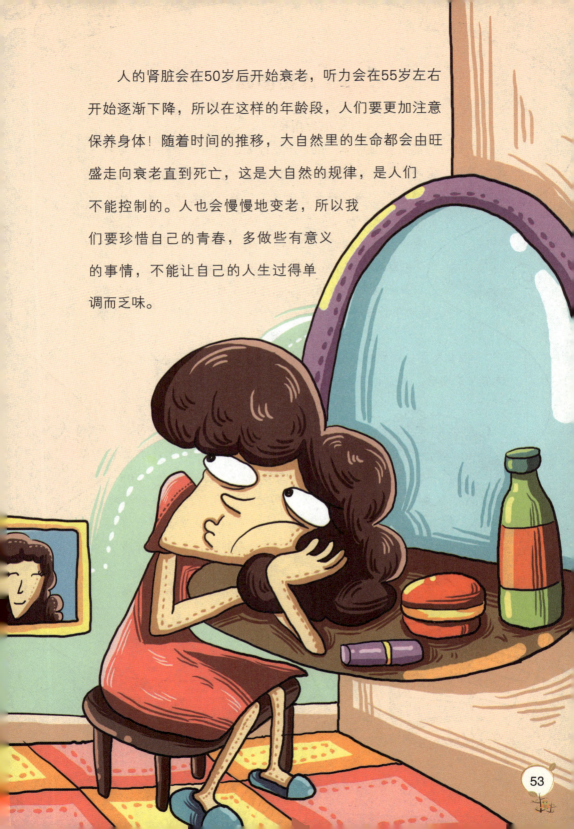

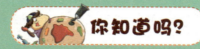

你知道吗？

百岁镇长

年纪过百的老人并不少，但是年纪过百还能担当镇长的老人确实很少见。国外有一位老人，他已经有107岁了，还担任着镇长的职务。他不但就就业业，而且脑子灵活、记忆超群、善于演讲，对他而言，年龄似乎只是一个数字。他的身体虽然衰老了，但是一直很健康，而且他的大脑和思想并没有衰老，他也因此受到了全镇人民的拥护。到目前为止，他是当地最年长的镇长，也许以后都没有人可以再超越他的年龄当选镇长了！

百岁编辑

很多人在一百岁时都会选择安度晚年，他们觉得自己一只脚已经踏入了坟墓，不需要再为什么而奋斗了，但是，有一位108岁的老人却不是这样想的。108岁的他不仅是一家报社的老编辑，还打理着一家印刷公司。

就算是年轻力壮的年轻人，也许都无法兼顾好这两样，更何况是一位108岁的老人。可是，这位老人却做到了，而且还做得很好，他将两份工作都做得有声有色。可见，这位老爷爷一定是个知识渊博、能力超群的人啊！

54

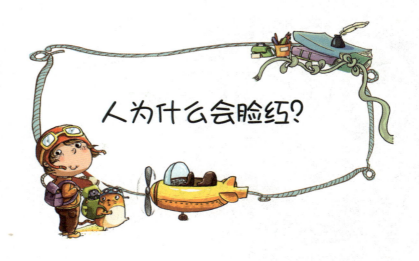

人为什么会脸红？

当你尴尬、紧张或者羞愧的时候，会不会觉得脸烫烫的？如果照照镜子，你会发现，你的脸蛋红红的，就像一个红红的苹果。这种现象就是脸红。人为什么会脸红呢？

脸红是一种正常的生理反应。当我们感到害羞时，身体马上会产生肾上腺素，它就像一种兴奋剂，可以让人不自觉地兴奋起来，同时

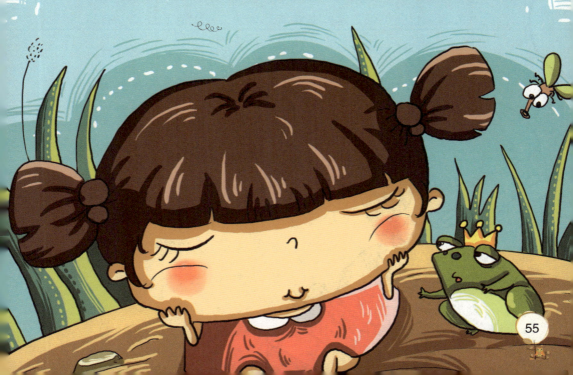

55

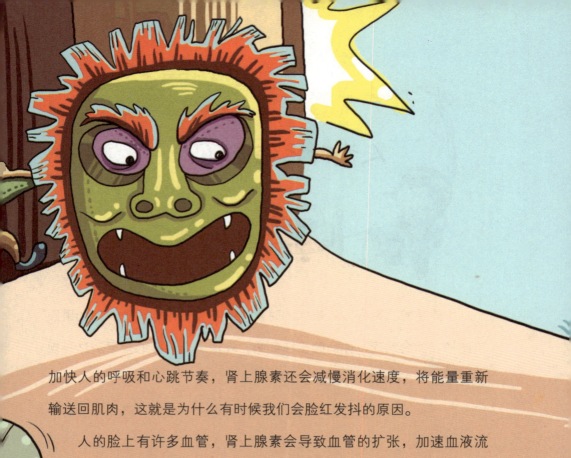

加快人的呼吸和心跳节奏，肾上腺素还会减慢消化速度，将能量重新输送回肌肉，这就是为什么有时候我们会脸红发抖的原因。

人的脸上有许多血管，肾上腺素会导致血管的扩张，加速血液流动，脸上的静脉也会扩张，这样血液流动更快，人就会脸红了。有趣的是，虽然身体的其他部位也有静脉，但是当肾上腺素发出指令时，其他部位的静脉却没有反应，只有脸上或者耳朵上的静脉会做出反应，所以人只会脸红，耳朵红，而不会手红或者脚红。

有的人认为脸红是向别人传递一种信息，就是害羞，也有的人认为人因为做错事表示羞愧而脸红。

但是，为什么有的人容易脸红，而有的人不那么容易脸红呢？这可能与每个人的性格也有关系。有的小朋友很大胆并且喜欢创新；有的小朋友很安静，喜欢一个人做自己的事情；有的小朋友则比较害羞和胆小，怕见到陌生人……不同的人，性格和喜好不同，身体反应也不同。

科学家做了一个相关的实验：他们挑选了一部分性格不同的小朋友，将他们安置在一个房间里，当把一个好玩而又有点吓人的面具放入房间时，大胆的孩子会兴奋地尖叫起来，与别人一起玩耍，甚至想碰触那个面具，但是害羞胆小的小朋友则会躲在一旁不敢动。所以，害羞和脸红也是因人而异的。

那么，怎样才能让自己不再那么胆小和害羞，

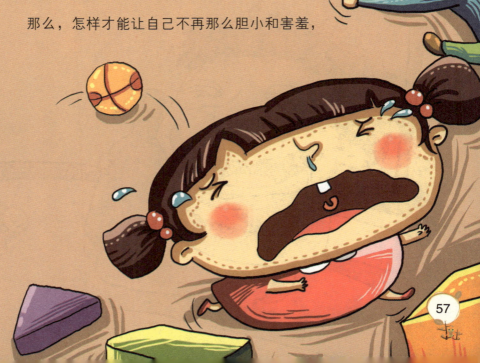

容易脸红了呢？那就需要多锻炼锻炼胆量，比如，可以尝试在人多的地方多发表自己的看法，在课堂上积极举手回答问题等，也可以多与人沟通和交流，多参加一些团体活动，这样，你就会慢慢变得更有勇气，从而克服自己容易脸红的难题。

　　小朋友们有时会发现，爸爸或者叔叔喝完酒后脸也是红红的，难道他们也是因为害羞吗？喝酒的脸红和我们平时说的脸红是不是一样的呢？答案是否定的。喝酒后的脸红并不是由于害羞所致，而是由会引起毛细血管扩张现象的乙醛引起的，也就是由酒精引起的。喝酒时，人的身体会将乙醇转化为乙醛，但是因为时间比较短，身体来不及将这些乙醛全部转化为乙醛，没有转化的乙醛会使人的脸变红。一两个小时过后，脸红的现象会慢

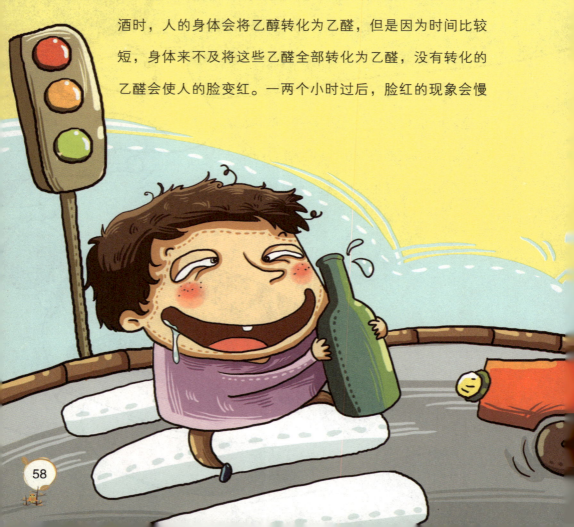

慢消失，这是因为人体的肝脏将酒慢慢地代谢掉了。

其实，喝酒容易脸红的人反而不容易伤肝脏，相比之下，喝酒不容易脸红甚至脸发白的人更容易伤肝脏。这是因为如果喝酒后马上脸红，就会提醒别人，自己喝不了太多酒，人们就不会强迫你继续喝酒，然后通过休息，醉酒的情况就会慢慢好起来。但是没有脸红反应的人，却不知道自己到底喝了多少，也不知道自己能喝多少，所以一不小心就很容易发生酒精中毒的事故。

长期喝酒会使人的血管变得脆弱，还会影响大脑的功能，所以喝酒要适量才行！

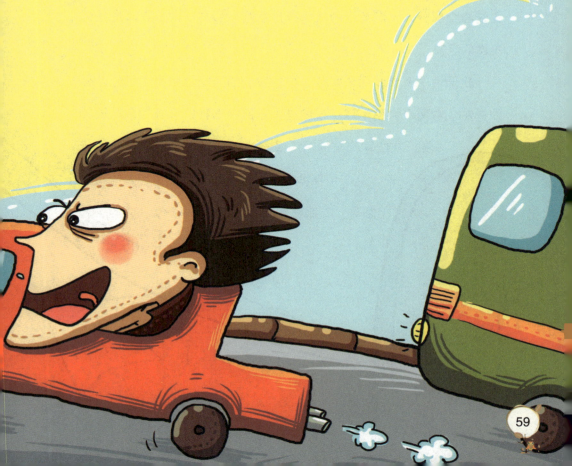

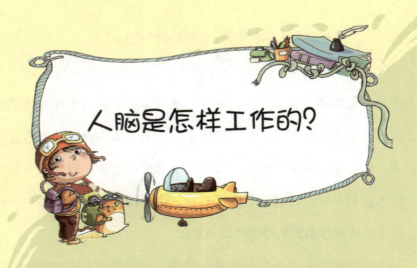

人脑是怎样工作的?

我们的大脑就像一个工厂，每天需要不断地输送所需品进去，再不断创造出新的东西。大脑大体上可以分为脑干、间脑、小脑和端脑四个部分。人们常说的大脑是指端脑，那么，大脑具体是怎么工作的呢?

就像地球有南北两个半球一样，我们的大脑也分两大部分，分别是左、右两个大脑半球。端脑是大脑的中枢神经系统的最高领导者，就像军营里的总司令一样，所有兵卒都要听他的分配，这些中枢神经就是拥有思想和感受能力的高级领导。端脑被坚硬的大脑皮层保护着，大脑皮层

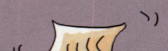

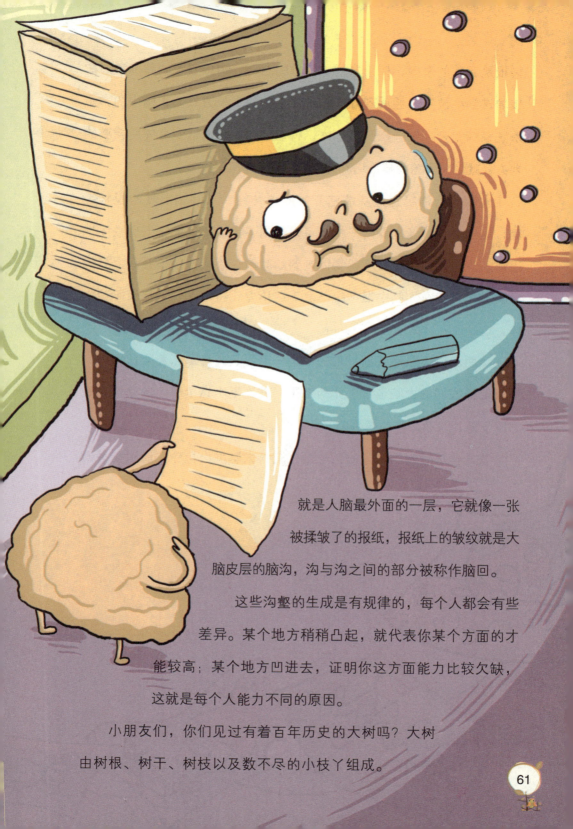

就是人脑最外面的一层，它就像一张被揉皱了的报纸，报纸上的皱纹就是大脑皮层的脑沟，沟与沟之间的部分被称作脑回。

这些沟壑的生成是有规律的，每个人都会有些差异。某个地方稍稍凸起，就代表你某个方面的才能较高；某个地方凹进去，证明你这方面能力比较欠缺，这就是每个人能力不同的原因。

小朋友们，你们见过有着百年历史的大树吗？大树由树根、树干、树枝以及数不尽的小枝丫组成。

树根是营养的来源,树干是输送养分的总部,树根吸收的营养通过树枝输送到小枝丫,最后到叶子,这就是树的生长方式。大脑中的神经系统错综复杂,统一接受总指挥,将血液和养分输送到身体所需要的地方,就像树干给树枝输送养分一样。

　　大脑的脑神经包括从端脑开始的嗅神经、从间脑出发的视神经等,这些神经就像蜘蛛网一样,可以通到各个地方,使它们有秩序地工作。当我们的手指被不明物体刺到的时候,手指上的神经马上将信息输送给大脑,大脑中枢神经马上下达指令,将手弹开,远离不明物体,这会让人远离危险。

　　小朋友们,虽然我们平常的一举一动看起来是那么普通,但是,这可都是我们的大脑辛苦工作的结果,就连喝水这个小小的动作也是大脑复杂、快速工作的结果!

　　首先,喉咙发出渴了的信号给大脑,大脑发出指令,通过神经通知手掌，手掌接受命令拿起水杯，送到嘴边，大脑马上发出指令，张开嘴巴喝水，喝完水后，手马上放下水杯。通过这一连串的动作，我们可以发现大脑发出指令之迅速，神经输送指令之快，所有的动作可以在几秒钟内迅速完成。

大脑平时有那么多的工作量，它是怎样分工的呢？原来，大脑的两个脑半球分工合作。大脑的左半球负责控制身体右半部分的活动，右半球控制身体左半部分的活动。左脑主要负责语言、数字分析、逻辑推理等理性的范围，而右脑主要负责文字、音乐等感性的范围。

有人说，学文科主要需要右边脑半球的思考，学理科则主要是用左边脑半球思考。这样的说法有一定的道理，但并不准确。许多时候，我们需要左右两个大脑半球合作思考。

大脑工作的一个典型表现就是脑电波，以下几种是我们大脑的脑电波。

δ（德尔塔）的频率是0-4赫兹。这是当我们完全进入睡眠状态时的脑电波。

θ（西塔）的频率是4-7赫兹。这是在我们将要睡觉时产生的脑电波。

α（阿尔法）的频率是8-13赫兹。这个电波是指我们的大脑处于一种什么都不想的状态时，大脑很放松，所形成的脑电波，比如你在专心听音乐的时候。

β（贝塔）的频率是13-40赫兹。这是我们平常清醒时候的脑电波，比如我们日常聊天或者接触一些图像文字的时候。

不同的脑电波对我们日常生活产生的影响是不同的，如果只有一种电波，那人体就不能正常工作啦！

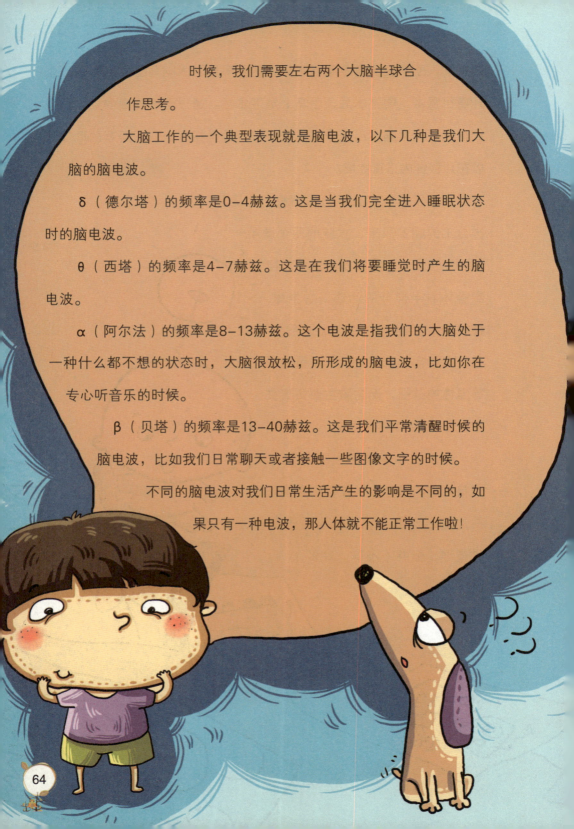

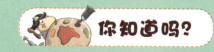

脑电波

我们在上面介绍了脑电波的类型，那么，到底什么是脑电波呢？人在思考的时候，体内的磁场会因此而改变，并且形成一种生物电流，这种电流就是脑电波。脑电波像是音乐家的曲谱，上下起伏，会出现不同的波动。小朋友要是喜欢看科幻电影的话，一定会听到很多关于脑电波的奇异说法。电影给脑电波冠上了更神秘的色彩，让人更想不断地去探索它的奥秘！

左右脑交叉控制身体

从前面提到的知识里，小朋友知道了控制和支配人的左手的是右脑，而控制右手的是左脑，这是为什么呢？原来，之所以人脑交叉控制身体，是因为这样更有效、更保险。如果右脑控制右边的身体，万一有一天右脑受到损伤，右边的身体不受控制就会彻底瘫痪了。但是，如果是交叉控制，即使它们本来各司其职，在发生故障时，身体还是可以运作的。

大脑不愧为身体的"总管"，构造如此伟大！

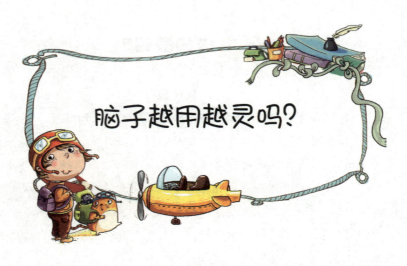

脑子越用越灵吗？

小朋友们，试一试，在一分钟之内你可以答对下面的几道题：25乘以4等于几？3元钱可以买一瓶水，15元钱可以买几瓶？多少的平方等于9？多少减去12等于88？2的二次方等于多少？

如果你都答对了，你太聪明啦。如果错了一两个，没关系，下次继续努力。长期训练，你的正确率一定会有大的提高，因为脑子越用越灵！

老师有时会在课堂上随时抽查，以此来考验学生的反应能力，这可以锻炼小朋友们思维的灵活度。因为大脑就像一台计算处理信息的机器，如果不用的话会逐渐变慢，所以我们要偶尔刺激

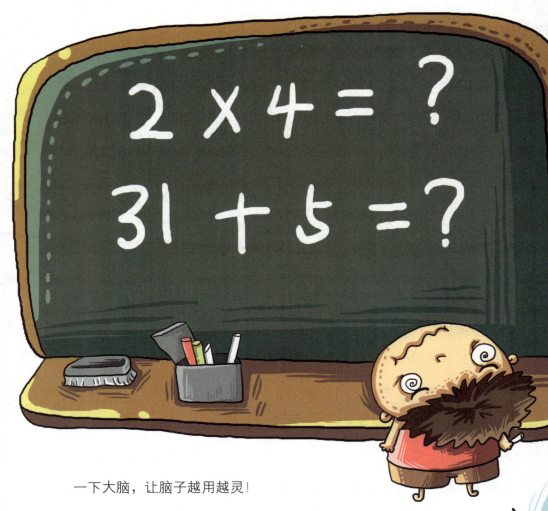

一下大脑，让脑子越用越灵！

　　大脑是由多种细胞组成的，脑细胞主要包括神经元和神经胶质细胞。大脑的细胞成长结束后，是不会再增殖的。每个人的脑细胞刚开始大约有140亿个，据说，一个人每天会死十万个脑细胞。所以小朋友们要多多用脑哦！20岁以后，人的脑细胞会开始加速死亡，所以我们一定要抓紧时间，勤奋学习呀！

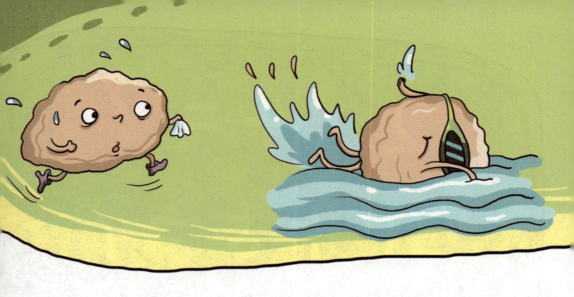

　　小朋友们，你们知道大脑的信息储存量有多大吗？人脑的存储能力高于全球最大的计算机，可以储存大约50亿本书。大家想想，50亿本书得用多大的房间来储存啊！连图书馆都放不下这么多书。科学证明，只要你能科学地利用，大脑的每一个细胞都是有用的，所以说大脑的潜力是巨大的，需要人们慢慢挖掘。

　　相关的研究人员发现，一定的有氧运动和一定的复杂性的运动可以提升大脑的功能。比如，我们可以通过游泳、跑步、散步等有氧运动来舒缓身心，保持心情愉快，提高睡眠质量等，而且，坚持有规律的有氧运动，可以提高大脑的认知能力。

　　例如，舞蹈或者球类活动需要全身的协调能力，这就锻炼了身体的协调性以及大脑的控制能力。因为在跳舞的时候，舞者不仅要把动作做到位，还要想着怎样将舞蹈的灵魂和感情表达出来，就连一个眼神也要有感情，这就需要大脑的全力配合。

　　有的人是脑力劳动者，长期用脑，使大脑一直处于一种紧张的

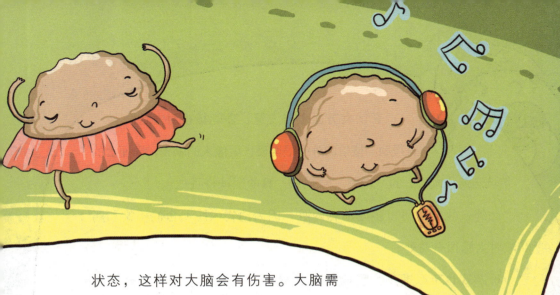

状态，这样对大脑会有伤害。大脑需
要适当的休息，就像机器也需要休息一样。适当
的运动可以让大脑得到休息，还可以加速身体的血液
循环，这是对大脑有益的。

　　当你感到头晕乏力、注意力不集中、想睡觉或者看不
进去书时，就说明大脑累了，你可以换个方式让大脑休息一
下。有张有弛，大脑才会更有效率地工作。

　　怎样才能科学用脑呢？平时学习时，可以在累的时候
听一下音乐，使大脑放松，由做作业造成的紧张专注的
状态也可以得到放松。在学习一段时间后，可以离
开座位走动一下，活动一下身体，
还可以看看窗外，不但可以保护
视力，还可以放松大脑。

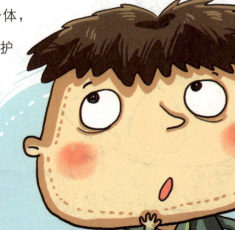

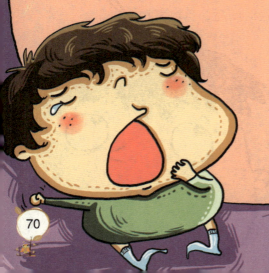

在饮食方面也得注意，多吃核桃对大脑很有帮助。核桃的外壳很坚硬，就像人的脑壳，表面上的坑坑洼洼和大脑上的"沟壑"也很像，真的很神奇哦！

此外，我们还可以多吃动物内脏，因为动物内脏所含的不饱和脂肪酸对大脑很有益处。

玩游戏也可以锻炼大脑哦！玩游戏时，人会处于一种高度紧张的状态，注意力集中，这时大脑的反应很快。如果游戏中有比赛的环节，就需要大脑迅速做出判断，这样能锻炼大脑的反应能力和控制力。适度的游戏可以锻炼大脑，但是，不能让游戏占用你太多时间哦！

大脑经常会感到疲惫，很多方法都可以提神。你知道打哈欠也可以提神吗？原来，打哈欠时，嘴巴张开，吸入大量的空气，这些气体进入肺部，有用的氧气会跟着血液一起流动，带来更多的能量，人就没那么困了。小朋友们，这很有趣吧！

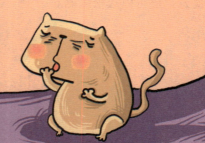

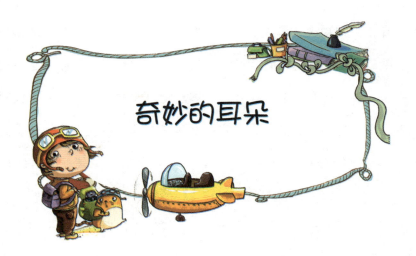

奇妙的耳朵

大家喜欢唱歌吗？你们知道吗，自己所听到的自己的歌声和别人所听到的是不同的。有些小朋友自认为唱歌很好听，别人却认为很难听，这是为什么呢？现在就让我们去探索一下这个原因吧。

我们先来了解一下耳朵的功能。耳朵是我们的重要器官，生长在眼睛的后方，它可以分辨振动并将振动所发出的声音转化为神经信号，最后将这些神经信号传达给大脑。大脑又会将这些信号翻译成我们能够理解的声音和词语。

那么，耳朵究竟由哪些部分组成呢？其实，耳朵

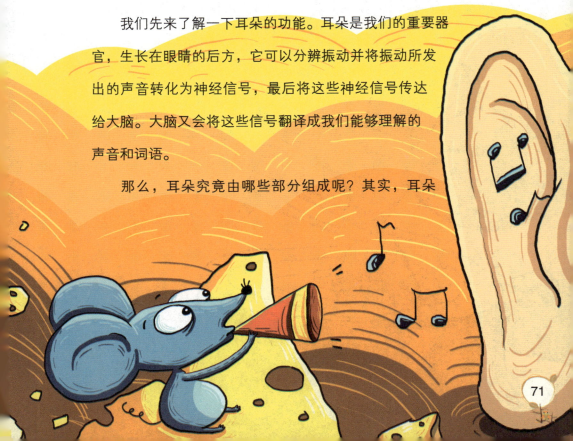

是由外耳、中耳和内耳组成的。小朋友们可以摸一摸自己耳朵的最外部，这就是我们的外耳，它主要是由软骨和骨部组成。大家一定听说过"鼓膜"这个词吧，它可是我们人体非常重要的一个部分呢，鼓膜是将声音传入内耳的重要部分，它就附着在中耳上。内耳的结构极为复杂，科学家们将它称为"迷路"，内耳负责将声音转变为神经信息，并将这些信息传达到前文提过的大脑皮层。

现在，我们要来说说听觉的产生了。我们先来看看什么是声音。大家一定都听说过"声波"这个词吧？声波和水波一样，可以不断地扩散。不过声波在波动时所依靠的物质可不是水，而是空气，所以它是看不见、摸不着的。我们的听觉是声波传入耳中而产生的。声波在波及耳边时，会逐渐经过我们的外耳、中耳和内耳，从而形成我们所听到的声音。

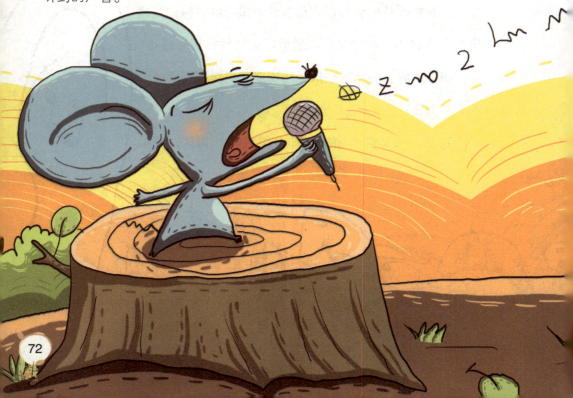

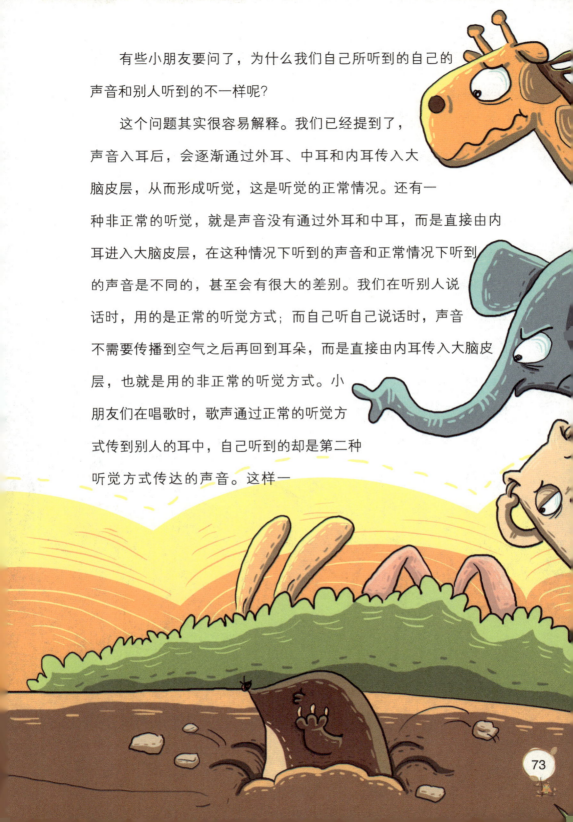

　　有些小朋友要问了，为什么我们自己所听到的自己的
声音和别人听到的不一样呢？

　　这个问题其实很容易解释。我们已经提到了，
声音入耳后，会逐渐通过外耳、中耳和内耳传入大
脑皮层，从而形成听觉，这是听觉的正常情况。还有一
种非正常的听觉，就是声音没有通过外耳和中耳，而是直接由内
耳进入大脑皮层，在这种情况下听到的声音和正常情况下听到
的声音是不同的，甚至会有很大的差别。我们在听别人说
话时，用的是正常的听觉方式；而自己听自己说话时，声音
不需要传播到空气之后再回到耳朵，而是直接由内耳传入大脑皮
层，也就是用的非正常的听觉方式。小
朋友们在唱歌时，歌声通过正常的听觉方
式传到别人的耳中，自己听到的却是第二种
听觉方式传达的声音。这样一

来，我们自己所听到的自己的声音当然和别人所听到的我们的声音不同啦！

又有小朋友要问了，耳聋又是怎么回事呢？

耳聋分为三种：一种是传导性耳聋，一种是感觉神经性耳聋，还有一种是混合性耳聋。传导性耳聋是由于中耳炎、耳外伤和耳畸形等原因导致的，这些原因使声波无法正常通过外耳、中耳和内耳并传入大脑皮层。感觉神经性耳聋属于内耳的病变，由于内耳负责将声波转化为神经信息，因此，一旦内耳受损，大脑皮层的听觉中枢就无法正常接收到听觉神经信号，这样，人就无法听到声音了。混合性耳聋比较严重，它既包含了传导性耳聋，又包含了神经性耳聋，治疗非常困难。所以，小朋友们一定要好好保护自己的耳朵，不要让它受到伤害哦！

接下来，我们来看看有哪些行为不利于我们耳朵的健康吧！

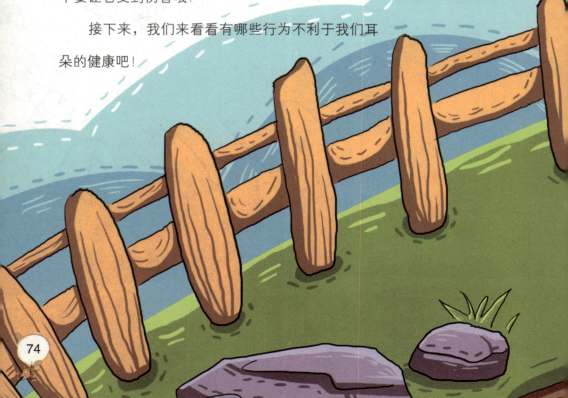

挖耳朵是一种非常不好的行为，它会导致耳壁受损，严重时甚至还会损伤中耳和内耳，很多人耳聋都是因为挖耳朵造成的；塞耳朵这种行为也是不利于我们的耳朵的，它同样会损伤我们的耳壁；有些药物的服用也会对耳朵造成影响，"是药三分毒"，用药前一定要认真看一看药物有哪些副作用，然后才能服用；经常处于噪声环境中也会影响人的听力，需要注意的是，耳机的音量过大也会导致听力下降。

小朋友们，现在你们知道该怎样保护自己的耳朵了吗？

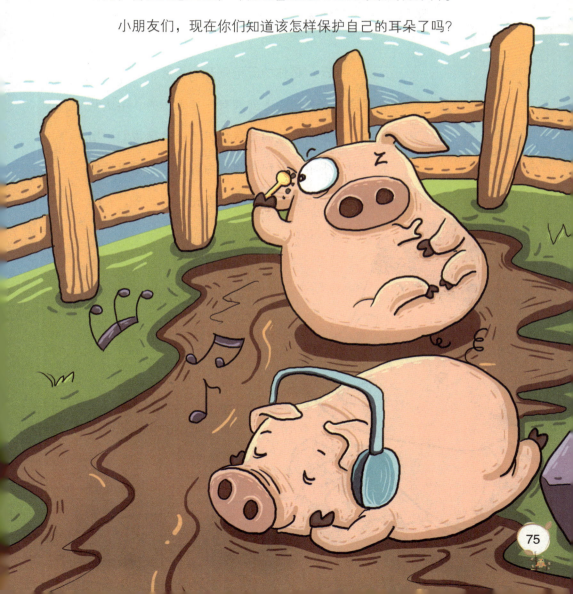

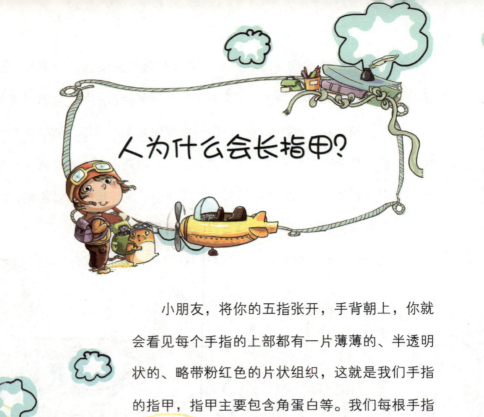

人为什么会长指甲？

小朋友，将你的五指张开，手背朝上，你就会看见每个手指的上部都有一片薄薄的、半透明状的、略带粉红色的片状组织，这就是我们手指的指甲，指甲主要包含角蛋白等。我们每根手指上都有指甲，健康的指甲外表光滑有光泽，有细细的直线条纹。

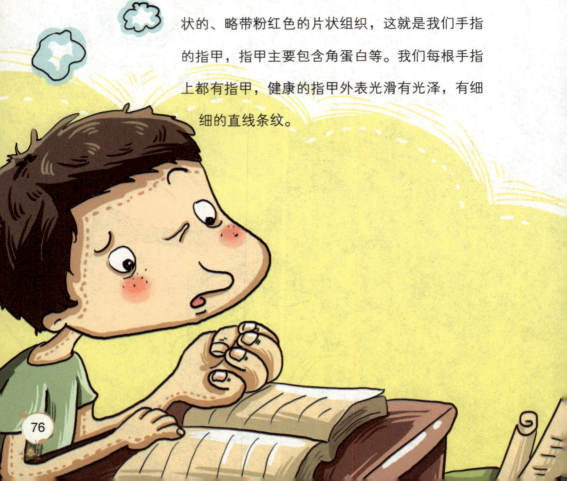

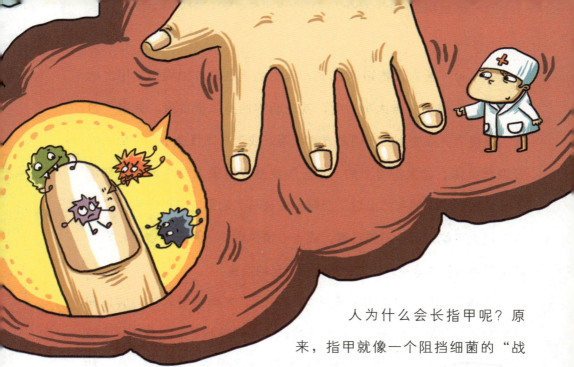

　　人为什么会长指甲呢？原来，指甲就像一个阻挡细菌的"战士"，站在外面帮手指抵挡外界的伤害。另外，指甲还可以协助手指更有效地工作，比如，我们用手抓东西的时候，指甲也起着协助作用。

　　人的身体是否健康是可以在指甲上体现出来的。健康的指甲颜色很均匀并且呈淡粉红色，如果你的指甲颜色泛白或者呈灰色，那就代表你可能有健康方面的问题了。

　　健康人的指甲外壳较硬，不容易变软或者折断，表面光滑有光泽，并且指甲的底部有"月牙"。什么是"月牙"呢？在指甲的下面，有一个白色的月牙形状的弧形，被人们称为"月牙"。

　　在医学上，人们称这个"月牙"为甲半月，甲半月是指甲所依存的地方，是为指甲提供营养的地方。不断生长指甲的地方叫甲床，甲床内有大量的血管，当供血充足和血液流通快的时候，指甲就会生长得快。

甲半月一般占人指甲的20％，医生的观点是，如果你指甲上的"月牙"有光泽并且大小适度，就证明你的身体很健康。如果"月牙"慢慢消失或变小，证明最近睡眠不好或者身体气血不足，应该好好调理身体。如果指甲上的"月牙"突然变得很大很满或者全部消失，那就证明你的身体出现了问题，应该马上到医院进行检查。"月牙"过大可能是因为用脑过度，或者心情焦虑；"月牙"过小，则可能是因为消化功能不好，应该多注意自己的饮食。

　　五指与人的身体内部也有密切的关系。大拇指与人体的脾胃和肺部相关，如果"月牙"呈粉红色的话，证明脾脏不好，身体素质较差，容易感冒生病。食指与身体的肠胃有关，如果食指的"月牙"是粉红色，就证明你的

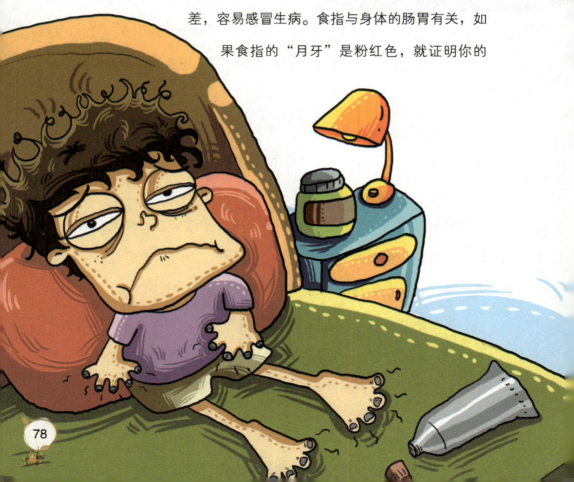

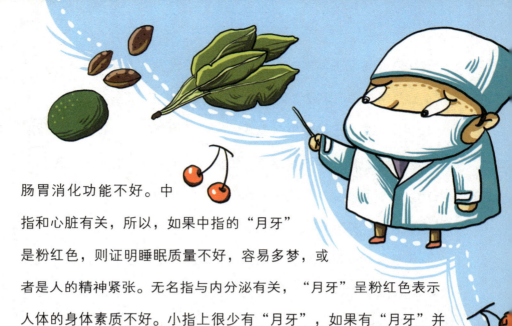

肠胃消化功能不好。中指和心脏有关，所以，如果中指的"月牙"是粉红色，则证明睡眠质量不好，容易多梦，或者是人的精神紧张。无名指与内分泌有关，"月牙"呈粉红色表示人体的身体素质不好。小指上很少有"月牙"，如果有"月牙"并且是粉红色的话，说明人很容易得心脏病。

不同形状的指甲代表不同体质的身体。指甲比较长的人，性格一般比较温和，但是体质偏弱，抵抗力不高，还容易生病；指甲比较短的人性格比较急，下半身容易生病；指甲看起来方方正正的人，体质不好，经常感到无力。

不同颜色的指甲代表不同的健康状况。如果指甲很白，没有血色，则证明此人身体虚弱并且缺血，应多补充气血。如果指甲是突然变白的，之前并没有这样的情况，那么，可能是消化有问题或者肺部有问题。用手指按一下指甲，如果指甲由红色变为白色，并且久久不恢复原来的血色，那么，很可能是气血不通畅。

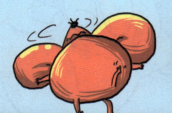
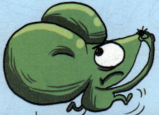

指甲变红说明人体热过剩，红色的指甲代表这人体内有热毒，常见的病症是常常关节疼或者肌肉麻木等。

指甲变灰是由于缺少氧气造成的，经常吸烟的人，指甲会变成灰色。此外，灰色的指甲也可能是一种疾病。刚开始，指甲的边缘部分有些痒，之后可能会发生变形，这就是人们常说的"灰指甲"。小朋友们要注意了，灰指甲是会传染的哦！

指甲变黄则有可能是由于缺乏维生素E，此时，应该多吃一些蔬菜和水果，如猕猴桃和菠菜等。多吃一些杏仁和榛子一类的坚果，对身体也是很有益的。

如果你的指甲是黑色的，那就表示你身体偏寒，可能是血瘀哦！

学习了上面这些知识，小朋友对指甲的了解更多了吧？你们要注意保护指甲哟！

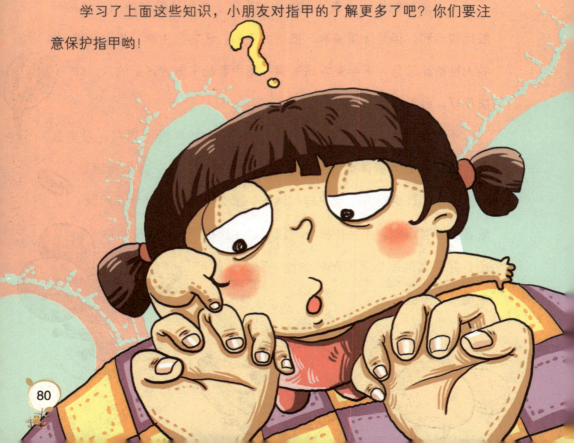

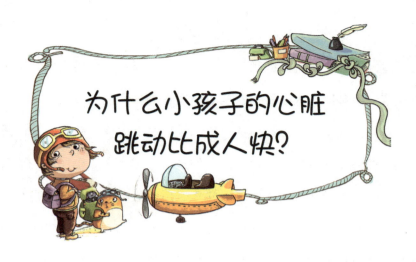

为什么小孩子的心脏跳动比成人快？

　　小朋友们，把手放在你们的胸口，就会感到心脏"砰砰砰"的跳动声，可是把手放在爸爸妈妈胸口，你们会惊讶地发现：爸爸妈妈的心脏明明比你们的心脏大多了，可是心跳得却比你们的慢多了,这是为什么呢？你不觉得很奇怪吗？那就让我们带着这颗好奇心，一起来解密吧！

　　小朋友听到的"砰砰砰"的心跳声，其实就是心肌的收缩运动发出的声音。打个比方说，你用自己的左腿踢自己的右腿，右腿就会对左腿的行为做出反应，会动一下，心脏也是如此，心肌收缩一下，心脏也随着跳

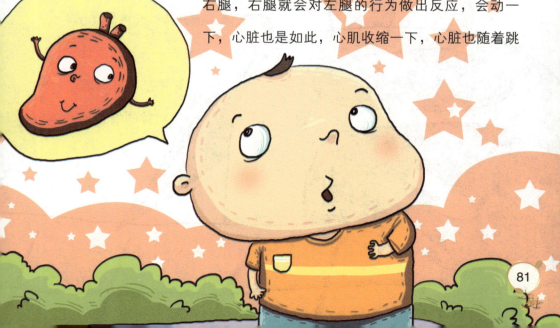

动一下，于是就产生了充满生命力量的心跳声。

　　不同的人，心脏跳动的频率也不同。一般情况下，男生比女生心跳得快些，小孩比大人心跳得快些。小朋友们，你们知道这是为什么吗？这是因为我们每个人都需要心脏来推动血液循环，既给我们的身体带来需要的营养和氧气，也帮助我们进行新陈代谢。小朋友们比较活泼好动，新陈代谢本来就比成人快些，所以心跳得也快些。再加上小朋友正处于生长发育时期，心脏还很小，心肌的收缩力度也小，所以就必须通过更多的跳动来输出血液，这样我们才能得到更多的营养和氧气，才能更加健康地成长。

　　小朋友心跳得比大人快，那么，究竟会快多少呢？当小朋友还在妈妈肚子里的时候，你们可"积极"、可"活泼"了，每分钟心跳可以达到140次，甚至160次；出生后，心跳变得稍微慢了些，但也有130次之多；到两岁的时候，每分钟心跳还有100次左右；五岁以后就更慢了，并随着年龄的增长越

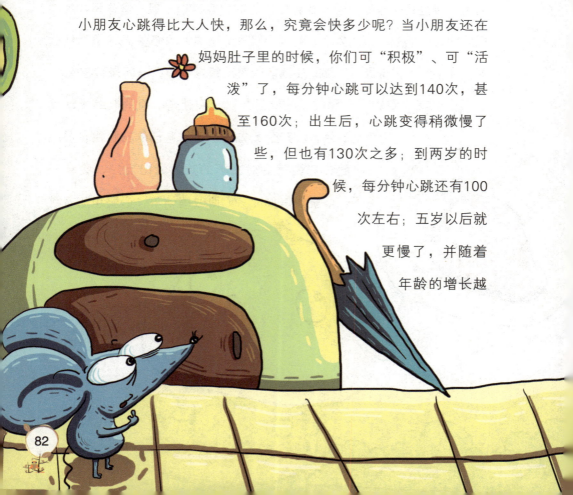

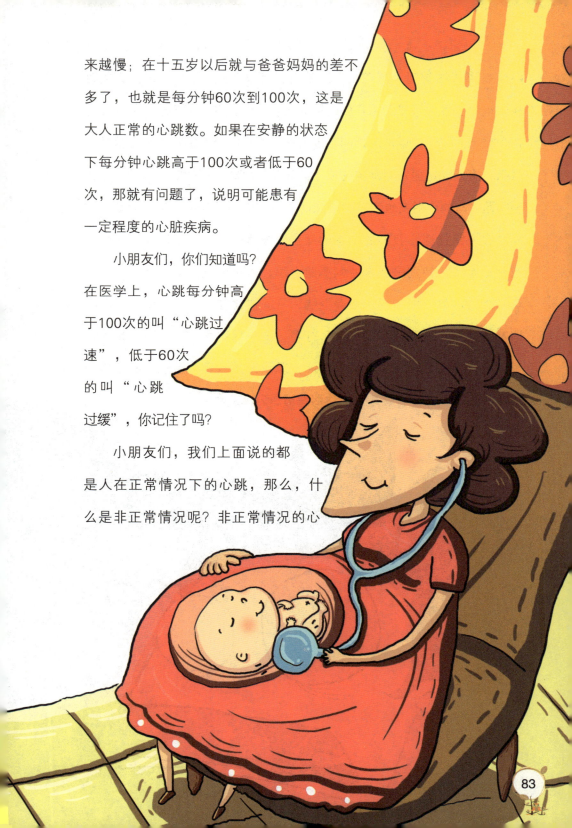

来越慢；在十五岁以后就与爸爸妈妈的差不多了，也就是每分钟60次到100次，这是大人正常的心跳数。如果在安静的状态下每分钟心跳高于100次或者低于60次，那就有问题了，说明可能患有一定程度的心脏疾病。

小朋友们，你们知道吗？在医学上，心跳每分钟高于100次的叫"心跳过速"，低于60次的叫"心跳过缓"，你记住了吗？

小朋友们，我们上面说的都是人在正常情况下的心跳，那么，什么是非正常情况呢？非正常情况的心跳又有哪些异常呢？其实，非正常情况有很多种，例如，人紧张的时候、运动过后或者受到惊吓的时候等等。小朋友应该都有这样的经历，在学校因为犯了错误被老师叫到办公室，在去办公室的途中心里就特别紧张，更别说是面对老师的时候了。还有，有时上课的时候老师点名回答问题，有的小朋友也会因为紧张而心跳加速，回答不出来。运动的时候也会心跳加速，我们每个星期都会上体育课，有时是做仰卧起坐，有时是跑步，特别是百米冲刺赛跑之后，本来心跳十分正常，结果短短几分钟后就心跳加速，不停地喘粗气。再比如，有些好奇心强的小朋友，对新奇诡异的事物充满了好奇，要一探究竟，跑去看恐怖片，有时会被吓得心跳加速、直冒冷汗。无论是大人还是孩子，都会因为惊吓而心跳变快，有时甚至会达到每分钟200次。

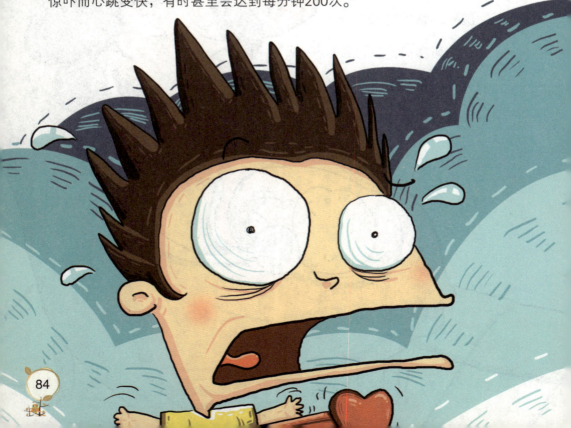

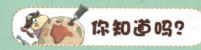

心跳最低纪录

一个名叫桃乐珊·史提文斯的人创下了心跳频率最低的世界纪录，至今无人超越。她的心跳仅为每分钟12次，这个数字太可怕了，这意味着她的心脏平均五秒才跳动一次，是正常成人一分钟最低心跳数的五分之一，是孩子一分钟最低心跳数的八分之一。如果不是真的有记录，你会相信这个数字吗？简直太令人惊讶了。诸如此类的"身体奇观"还有很多，人体蕴含了很多科技奥秘，需要我们不断去发掘。

还有谁的心跳频率低得惊人

如果长期进行高强度的运动，心脏就会逐渐习惯这种运动，并且在不断地运动中，心肌也得到了锻炼，心肌纤维会变得粗大，心肌的收缩能力也随之增强，就不像平常人那样基本依靠心肌收缩使心脏跳动了。一些激烈运动者，特别是职业运动员和极限运动爱好者，他们的心率会低于正常人，这是不是有些不可思议呢？但是仔细想想，如果你天天跑几千米，那么考试的时候跑几百米，对你来说当然就很简单了，心率和平常相比波动得也就不大了，心率也自然比别人慢了！

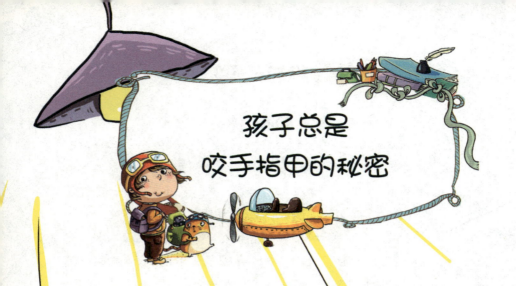

孩子总是咬手指甲的秘密

小朋友们在小时候，一定都有过这样一个坏习惯——咬手指甲。无论爸爸妈妈如何制止、如何责骂，就是改不了。现在，大家可能已经改了这个坏习惯了，但还是有很多小朋友会在不经意间把手指放到嘴里，你们知道这是为什么吗？今天，就让我们一起来解开这个秘密吧！

从医学上来说，小朋友经常咬手指甲是一种缺少微量元素的表

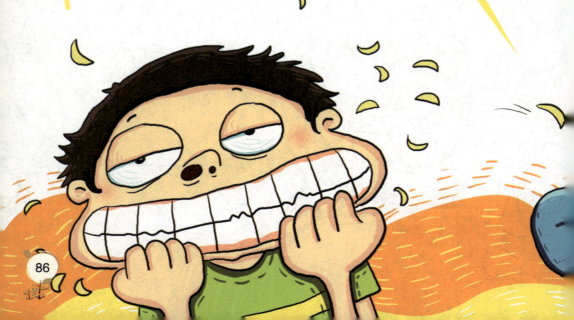

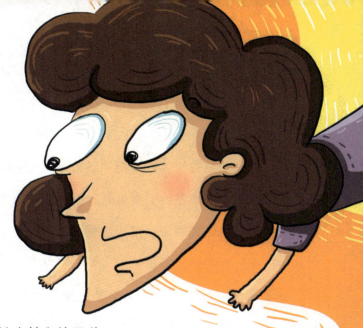

现，一般而言，是缺少铁和锌两种
元素。但是不用担心，小朋友正处在生长发育的阶段，通过适当的
饮食就可以补充足量的铁和锌了，盲目的药物补充反而会适得其
反，也比不上从食物中吸收来的健康，所以千万不能迷信那些
保健品，特别是儿童保健品。

　　除了缺少微量元素，还有小朋友的自身原因。因为小朋
友一生下来就有吮吸母乳的本能，所以吮吸自然而然地变成了
婴幼儿的一种本能和习惯，有的小朋友甚至在睡梦中嘴巴也在蠕
动。即使是在断奶后，小朋友们还是有吮吸的习惯，这也是有些小

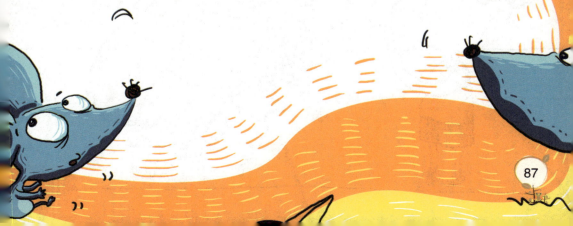

朋友在断奶后，还在吸塑料奶嘴的原因。由于吸塑料奶嘴不卫生，所以许多家长都不愿意给小朋友买，没有了奶嘴，小朋友只好把手指当奶嘴放在嘴里，从而养成了咬手指甲的坏习惯。

从心理学的角度看，咬手指甲通常是小朋友缺乏安全感或者缺少关爱的表现，因为这是他们婴幼儿时期养成的习惯，心里对此充满了依赖，所以当他们无聊或者紧张、受挫时，就会下意识地咬手指甲，以获得精神上的慰藉。

除了这个心理因素外，小朋友如果经常处于一种紧张、压抑的环境中，也会出现这种情况。这种时候，小朋友的爸爸妈妈可要注意了，千万不能强硬地遏制这种咬手指甲的行为，要懂得循循善诱，给予孩子更多的关爱，缓解他们精神上的压力，通过正确的引导来帮助小朋友改掉这个习惯。

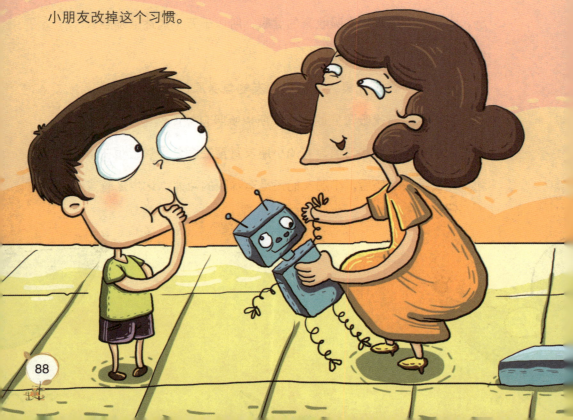

小朋友咬手指甲是病又不是病。在婴幼儿时期，咬手指甲是很正常的事，四岁之前的婴幼儿百分之九十是喜欢咬手指甲的，但是如果过了四岁还有这种行为，而且次数频繁，那就有一定的问题了。

　　大多数小朋友都拥有超强的模仿天赋，既容易模仿别人，也容易被人模仿，咬手指甲的坏习惯就很有可能在小朋友们的互相模仿中在幼儿园里风行，所以父母们一定要有所重视。咬手指甲又不是病，所以没有什么治病良药，可说它不是病，它又确实危害着小朋友的身心健康，指甲里残留的细菌都会被带入口腔，这样下去，咬指甲的孩子

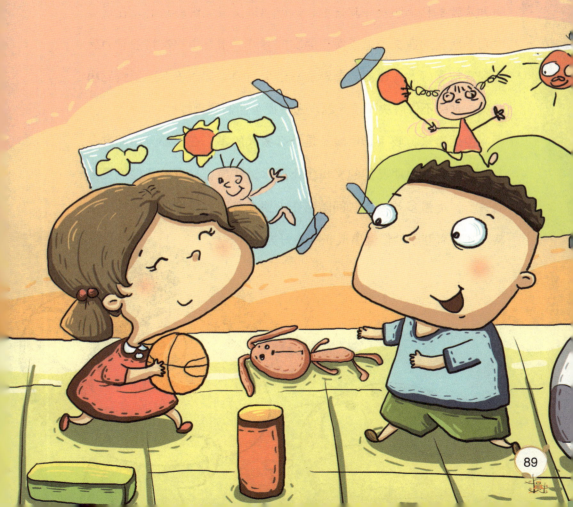

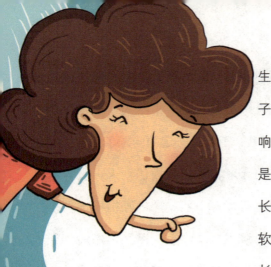

生病的概率远远大于不咬指甲的孩子。这个坏习惯不仅对身体有不良影响，而且对性格也有影响。零到七岁是小朋友性格形成的关键时期，如果长期咬手指甲，则易形成遇事逃避、软弱的性格，有碍小朋友的健康成长，要及时纠正才行。

小朋友们天生活泼爱动，所以矫正咬手指甲这个坏习惯的最好的方法就是和小朋友一起玩耍，这就要求父母们细心耐心，在玩耍中和小朋友沟通交流，了解小朋友的喜好，引导小朋友将注意力转移到其他喜好上，让他们渐渐淡忘这个习惯。父母千万不要责骂小朋友，这样不仅解决不了问题，还会扼杀他们的天性！

由此看来，咬手指甲也不是什么丢人的事，在大部分小朋友身上都有发生。小朋友们的父母也不用太过忧虑，只有给予他们更多的关心，尽量多花一点时间陪伴在小朋友身边，给他们足够的安全感，才是有利于他们健康成长的最好方法！

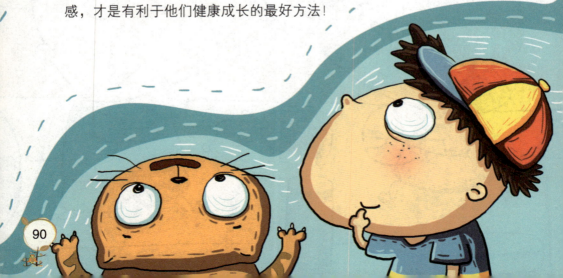

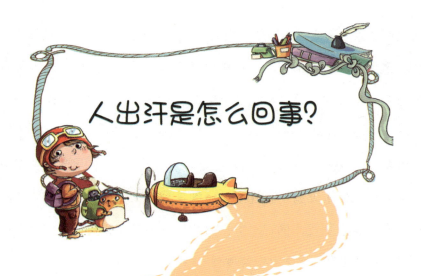

人出汗是怎么回事？

流汗是一件再平常不过的事了，小朋友们要是热爱体育运动的话，就会发现我们在运动的时候流汗更多，特别是在炎热的夏季，我们经常汗如雨下。那么，你们知道人为什么会流汗吗？汗究竟是如何产生的呢？小朋友一定很想知道吧？今天，就让我们来了解一下吧！

汗是人体因为运动或者其他因素而通过皮肤的毛孔

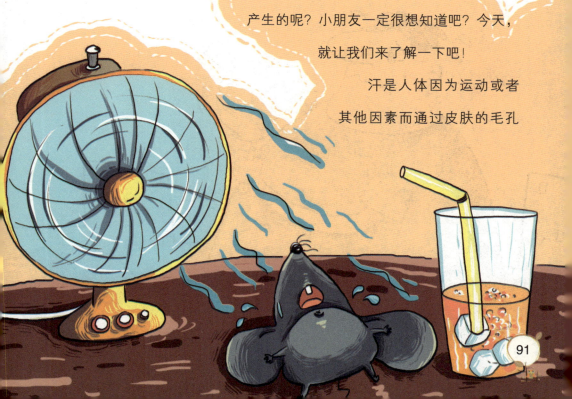

排出来的液体。汗液由多种成分组成，其中99%是水，剩下的1%的主要成分是尿素和氯化钠等。尿素是尿液的组成成分，所以，有人开玩笑说排汗就是排尿，这当然只是个笑话，但是排尿和排汗都是人体新陈代谢的表现，都能为身体排毒，对身体是有好处的。

对排汗的毛孔的更专业的叫法是汗腺，因为有了汗腺，汗才会排出体外。人体主要有两种汗腺：一种是分布在全身的小汗腺，虽然小，却分布在全身皮肤的每一寸；另一种是分布在腋窝、肛门等处的大汗腺（这也是有些人夏天腋窝湿透的原因），它们排汗量大。

小汗腺遍布全身，每平方厘米的皮肤可分布625个汗腺，手脚是汗腺分布最为丰富的区域，所以人的手脚通常比较容易流汗。大汗腺的流汗量很多，要是不注意卫生的话，很容易感染细菌，汗液就会发

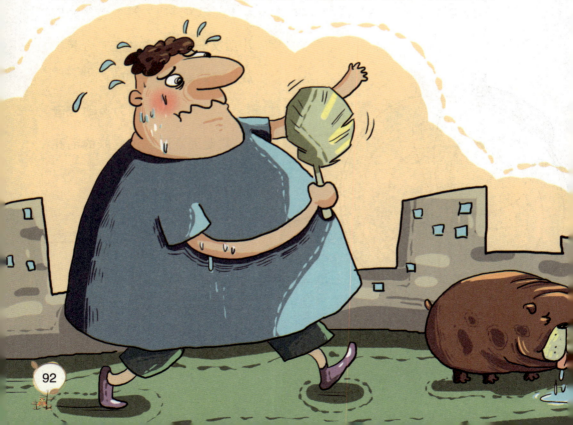

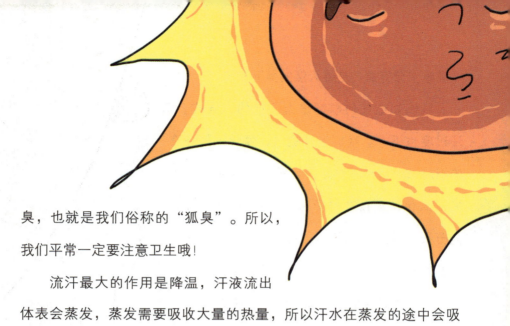

臭，也就是我们俗称的"狐臭"。所以，我们平常一定要注意卫生哦！

流汗最大的作用是降温，汗液流出体表会蒸发，蒸发需要吸收大量的热量，所以汗水在蒸发的途中会吸热，带走了人体的热量，人体自然就会得到降温。人在炎热时就会流汗，通过流汗来降温，一毫升汗液可以带走将近600卡的热量，运动流汗也是最天然的减肥方法。排汗的另一大作用就是排泄废物，因为排汗是新陈代谢，所以自然会带出体内的废物，为身体排毒，对身

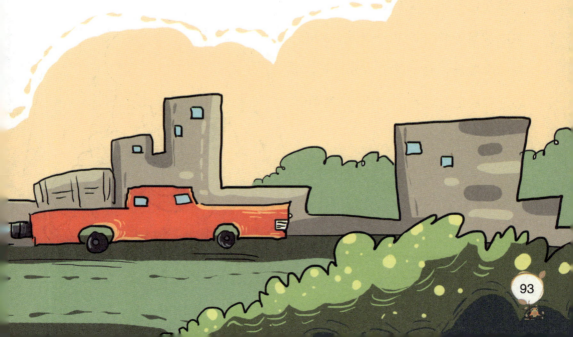

体健康十分有益，是最天然的美容方法。

　　我们知道任何事都是有个度的，同样，流汗过度也不好。我们上面提过，氯化钠是汗液的组成部分，汗流得越多，氯化钠也流失得越多，氯化钠是食盐的学名，也就是说体内的盐分散失得越多。所以，在流汗过多时，特别是夏季，要及时补充盐分，多吃水果和蔬菜，一些高温作业的人最好喝一些盐水，以补充盐分。

　　流汗是一种平常的生理反应，但是，在炎热的夏季，流汗多且频繁，清洗流汗的身体也需注意。正确的方法并不是大汗之后马上清洗，而是要在流汗后休息一会儿，等汗液散失得差不多了，再用温水冲洗身体，切记不能用太热或太冷的水冲洗，否则就会刺激皮肤，破坏汗腺的正常功能，一定要注意哟！

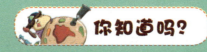

精神性出汗

精神性出汗是指因为紧张等精神因素的影响，神经冲动经过大脑皮层传输到手掌的小汗腺而造成的出汗现象。所以小朋友们不难发现，当一个人紧张时，就会手心出汗，或者手背、头部出汗等，有的人在惊吓过度的情况下，汗流量甚至跟激烈运动时一样多，额头和身上全都是汗。精神性流汗通常表现为时间短、流汗快，所以来得快，去得也快！

味觉性出汗

人在食用过大蒜、葱等刺激性食物后，很长时间内，身上都会有这种食物的味道。例如，人在食用大蒜后，身上会有一股很重的蒜味。在饮酒后，身上的酒气就会很浓，其实这就是酒精随汗液的挥发而产生的气味。味觉性出汗就是食物中的可挥发成分随着汗液排出体外的过程。由于汗液本身有排泄功能，所以随汗液挥发的气味可能会持续好几天，这就是人们经常说的酒气重、蒜味浓。小朋友们一定见过满身酒气的叔叔，他的满身酒气就是这个原因造成的！

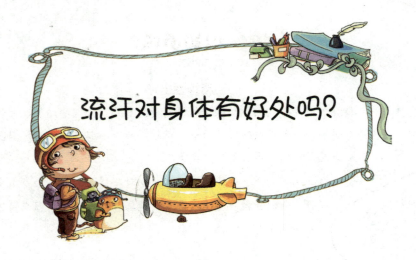

流汗对身体有好处吗?

小朋友们，上一章我们说到了流汗，那么，流汗有什么好处呢？现在就让我们一起来看一看吧。

每个人身上都有专门排汗的地方，被称为汗腺。由于每个人的汗腺的发达程度不同，因此，在同样的情况下，流汗的多少也就不同。

人体出汗分为四种情况：温热性出汗、精神性出汗、味觉性出汗和运动性出汗。这四种情况的出汗方式和代表含义都不同，现在就让我们来看看这几种常见的出汗情况吧。

通常情况下，流汗是因为人的身体在天气炎热时或者运动后受到热量的刺激而导致的排汗现象。尤其是在夏天，只有小部分水分以尿液的形式排出体外，大部分则是通过身体出汗并逐渐蒸发排出。这就是老师让小朋友夏天多喝水的原因了。那么，出汗的正面作用是什么呢？原来，人在出汗的同时，也会排放出身体的热量，这样一来，在夏天天气热时就可以达到散热降温的效果。汗液的排放会导致一个物理现象——蒸发。从物理学的角度来解释，蒸发的过程是吸热过程，它可以吸收人身上的热量，这会让人们感到凉爽。小朋友们又要问了，冬天出汗岂不是很冷吗？其实你根本不必担心这个问

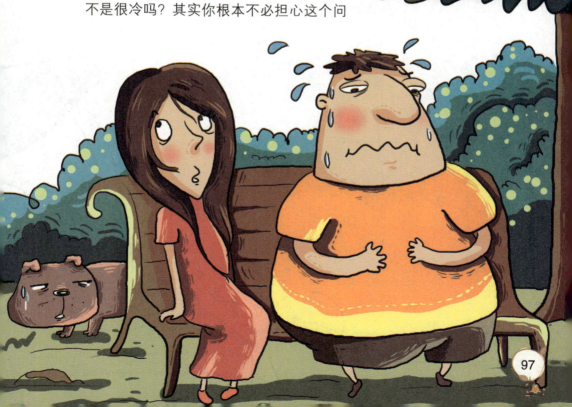

题，因为冬天时，身体的毛孔就会紧闭，不排放汗液，达到保温的目的。

有些小朋友们可能要问了，为什么紧张时手心会出汗呢？当我们精神紧张，又或是恐惧、害怕、兴奋时，大脑的神经会将受刺激的感觉传递到手掌，手掌的汗腺就会接受指令出汗了。这种出汗属于精神性出汗，一般从受到刺激到出汗一共数十秒。一旦人的精神进入紧张状态，这种反应会马上显现出来。碰到这种情况，只要逐渐放松，手心出汗的症状就会很快消失。

有的人在平时并没有精神紧张的情况下手心也会出汗，这是因为个人体质不同。身体健康的人，因为天气热的关系，身体会出汗，但手心是没有汗的。有些人却不同，身体不出汗，手心却出了不少汗，这就是身体不健康的表现了。一旦出现这种情况，最好去医院向医生咨询，因为这极有可能是缺乏营养导致的。

还有的人在睡觉时会出很多汗，但是醒来后就停止出汗，这种情况俗称盗汗，说白了，就是晚上偷偷地排汗。中医认为盗汗的原因是肾阴虚，如果小孩子出现盗汗，要及时用毛巾擦干皮肤上的汗液，换上干衣服防止感冒，还要多让孩子晒太阳，补充营养，增强身体体质。

现在，大家应该对出汗这种现象有更多的了解了吧？其实出汗在大多数情况下对身体是有好处的，所以，小朋友们平时要多运动，通过流汗排除毒素，促进血液循环。不过，出汗后不要随意脱衣服，那样会很容易着凉的！

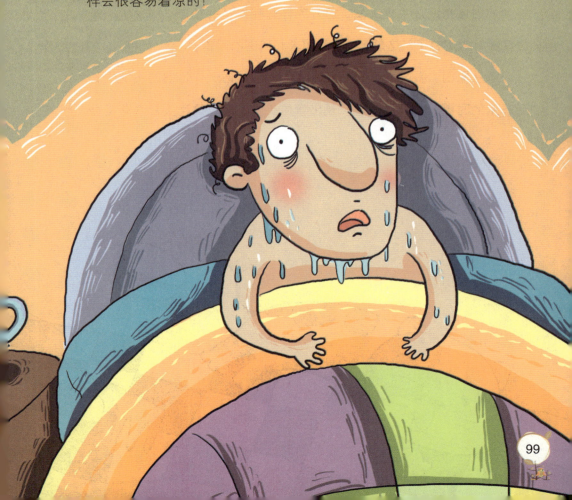

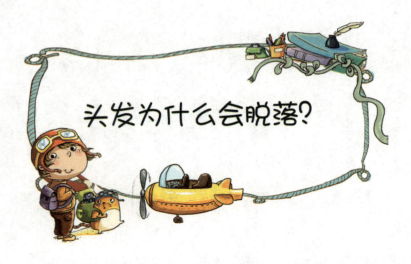

头发为什么会脱落？

　　很多人都有过这样的疑惑，每天梳头时都会掉好多头发，就连不梳头的时候也还是会掉头发，这是为什么呢？是头发自己脱落的，还是梳头时太用力了？这是一个值得思考和研究的问题。

　　自然原因：头发的生长就跟人体的新陈代谢一样，旧的头发生长到一定的时期就会自然脱落，长出新的头发，所以这种头发脱落是很

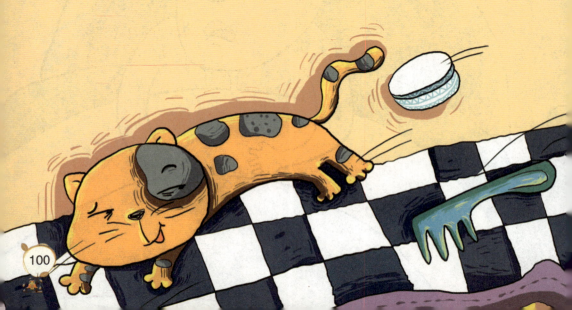

正常的事，是身体毛发自然的新旧更替现象，不用担心。

身体原因：有的人经常掉头发，而且一掉就是一大把，这是因为身体本身就十分虚弱，头发缺乏营养，头皮的血液循环也不好，供血不足，头发很脆弱，可能生长到一半就会脱落，梳子一梳，就更容易脱落了。如果缺乏某些微量元素，也可能导致头发干枯毛躁，所以我们一定要补充营养，养好身体，头发才能随之变好。

营养原因：有的人身体很健康，头发却还是很容易脱落，那就不是身体的原因了，而是头发自身缺乏营养所致。头发缺乏营养一般表现为头发枯黄易断，还有头皮屑产生。要想有一头健康的秀发，关键在于头皮，只有头皮健康，才能长出健康的头发，所以只要为头皮补

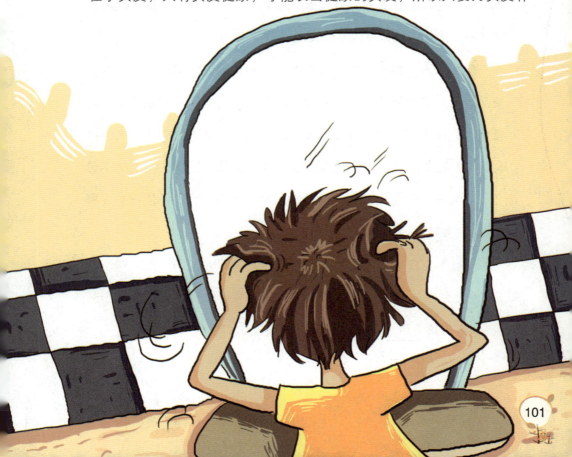

充营养，脱发问题就可以得到改善。多吃黑芝麻、杏仁等坚果类食物可是对头发很有好处哦！

烫染发原因：前面提到过，很多人追求时髦，时常换发型、染发烫发，而染发烫发制剂所含的化学物质大多是有害的，甚至会致癌，因此，长期使用这些化学制剂，不仅会使头发没有光泽和营养、枯黄毛躁，还会对身体健康有很大的危害。为了保护头发和身体健康，人们应该减少染发烫发的次数。

洗发原因：你知道吗？大多数人洗头发的方法都是不科学的。洗头发时，洗发露不应先涂在头皮和头顶，而是应从发梢开始，慢慢向上，在洗的过程中应该适度地按摩，而不是大力揉搓，大力揉搓不仅会伤害头发，还会刺激头皮。洗完头后，应将头发上的水分沥干，在发梢处涂上护发素，一分钟后冲洗干净。我们不能把护发素涂在头顶，否则会使头发很油。

不同的人头皮环境不同，发质也不同，所以适用的洗发露也不同。头发上爱出油的小朋友应该叫妈妈买清爽点的洗发露，头发干一点的小朋友应该使用滋润的洗发露，才能把头发养好。

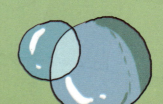

精神原因：一些上班族的工作压力都很大，需要长时间的工作。人处于这种高压力下，会出现烦躁等压迫性情绪，这种情绪的波动会导致新陈代谢紊乱，造成头皮供血不足，头发就会大把地脱落。

　　遗传原因：以上都是头发脱落的一些后天原因，其实，头发脱落也有可能是天生的，有的小朋友可能会发现，要是爸爸妈

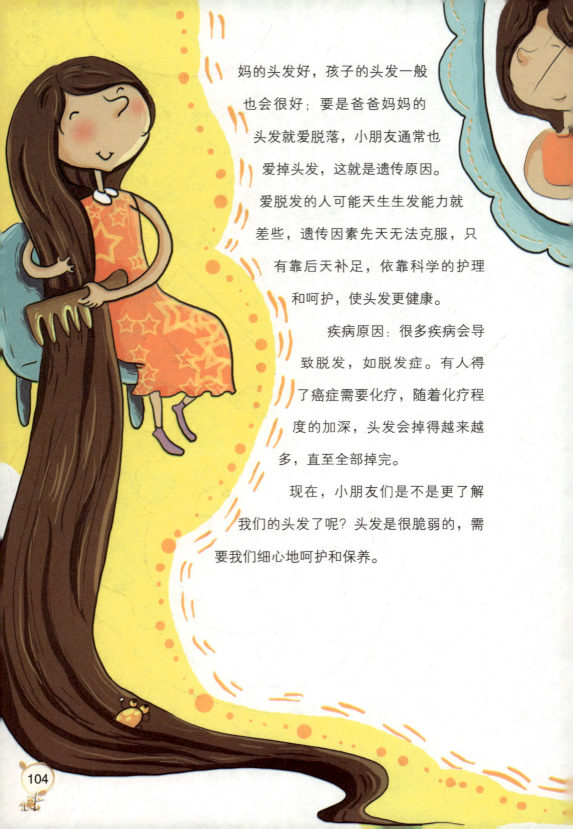

妈的头发好，孩子的头发一般也会很好；要是爸爸妈妈的头发就爱脱落，小朋友通常也爱掉头发，这就是遗传原因。爱脱发的人可能天生生发能力就差些，遗传因素先天无法克服，只有靠后天补足，依靠科学的护理和呵护，使头发更健康。

疾病原因：很多疾病会导致脱发，如脱发症。有人得了癌症需要化疗，随着化疗程度的加深，头发会掉得越来越多，直至全部掉完。

现在，小朋友们是不是更了解我们的头发了呢？头发是很脆弱的，需要我们细心地呵护和保养。

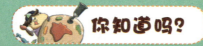
梳头小妙招

大家可不要小看梳头哦，梳头也是门学问呢！梳头的时候要"温柔"，不能"生拉硬拽"，要是发梢毛糙打结，就应该先把发梢轻轻地梳理好，然后再由上至下顺着梳下来。还可用木质的梳子在头皮上轻轻地来回梳理，对头皮进行按摩，加快头皮血液循环，这样不仅对头发好，对身体也好。在洗头时，我们可以用梳子将头发梳顺了再洗，这样，洗头发的时候，头发会变得顺滑，头发的脱落自然就少些了。

护发注意事项

前面我们已经提到过如何护发，这里从不同的角度再次加以说明。夏季最好两天洗一次头发，冬季最好三天洗一次头发，洗发不可太频繁，但是，每次洗发都要洗干净，否则，洗了也是白洗。水温太高或太低都不好，最好与体温差不多，这样可以减少对头皮的刺激。洗完头发应尽量避免使用吹风机，而是用干毛巾擦干头顶头发的水分，采用自然干的方法晾干头发。最好不要熬夜，充足的睡眠可帮助毛发的新陈代谢，只有睡得好，才能促进头发的健康生长！

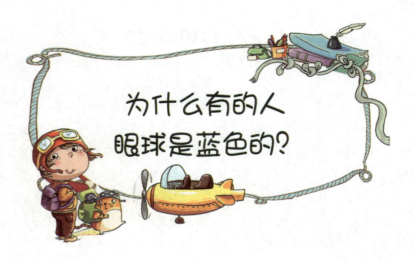

为什么有的人眼球是蓝色的?

大家都在电视上见过那些金发碧眼的外国人，他们的头发是金黄色的，眼睛则是蓝色，这是为什么呢? 为什么那些西方人的眼睛是蓝色的呢? 一开始就是这样的吗? 他们的眼睛有什么蹊跷? 要想知道答案，就继续读下去吧!

最开始的时候，世界上的人的眼睛都是一个颜色的，不管是西方人，还是东方人，眼睛都是棕色的。

后来，一件事的发生改变了这一切。在新石器时代，住在今天的黑海地区的人迁徙到了今日的欧洲，因为来到了新的地区，他们的基因发生了突变（部分基因转变），眼球的黑色素减少，眼球由棕色变成了蓝色，他们的子孙后代也继承了这种突变的基因，眼球也是蓝色的。

　　现代医学发现，眼球的虹膜是由五层组织构成的，分别是内皮细胞膜、前界膜、后界膜、基质层、后上皮层。它们含有很多色素细胞，共同构成眼球的颜色。色素越多，眼球颜色越深；色素越少，眼球颜色越浅。这就解释了为什么西方人的眼球是蓝色的。因为他们的虹

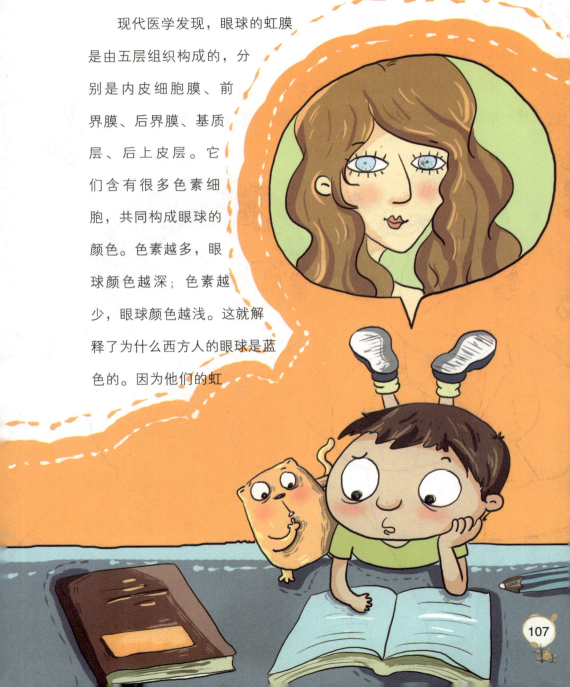

膜色素少，所以眼球颜色也浅，加上基质层里的血管，西方人的眼睛看上去就是蓝色的。这也解释了为什么西方人的皮肤那么白，原来是因为他们的皮肤所含的黑色素少。东方人眼球的黑色素多些，所以眼球就是棕色，有些黑色素多的人，眼睛甚至是黑色的，很多新生儿就是如此，眼睛又亮又黑。

现在，世界各国间的联系日益密切，文化交流变得频繁，跨国婚姻也越来越多。一些不同国家、不同种族、不同文化背景的人结合在

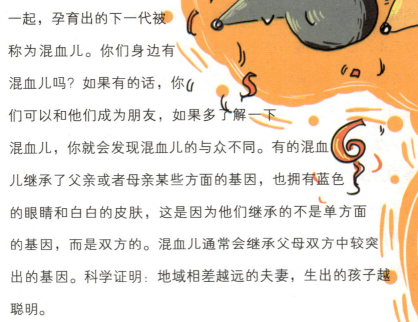

一起，孕育出的下一代被称为混血儿。你们身边有混血儿吗？如果有的话，你们可以和他们成为朋友，如果多了解一下混血儿，你就会发现混血儿的与众不同。有的混血儿继承了父亲或者母亲某些方面的基因，也拥有蓝色的眼睛和白白的皮肤，这是因为他们继承的不是单方面的基因，而是双方的。混血儿通常会继承父母双方中较突出的基因。科学证明：地域相差越远的夫妻，生出的孩子越聪明。

除了西方人和混血儿有可能是蓝眼球外，一些眼部疾病患者的眼球也可能是蓝色的。例如，患有缺铁性贫血的人，眼睛就可能是蓝色的。这里的眼睛变蓝事实上是巩膜发蓝，铁元素是合成巩膜的主要元素，如果人体缺少铁元素，巩膜就会变薄，眼睛就会变蓝，俗称"蓝眼睛"。补铁的方法有很多，可以多吃一些动物内脏，或者吃一些鱼产品和海产品，植物中的黄豆、海带等都含有丰富的铁元素，如果再搭配一些富含维生素C的蔬果，会更利于铁元素的吸收。营养均衡了，身体自然健康，就不会是"蓝眼睛"了！

还有一种"人工"的蓝色眼球，就是时下非常流行的蓝色隐形眼镜和美瞳。人们为了追求美丽，不惜在眼睛上"动手脚"，每年都有很多因为佩戴隐形眼镜和美瞳而患眼科疾病的人，严重的还可能失明，实在是得不偿失！

蓝眼睛固然漂亮，可是，小朋友们不能因为漂亮就盲目羡慕。要知道，最漂亮的美是健康的美，是天然的美！

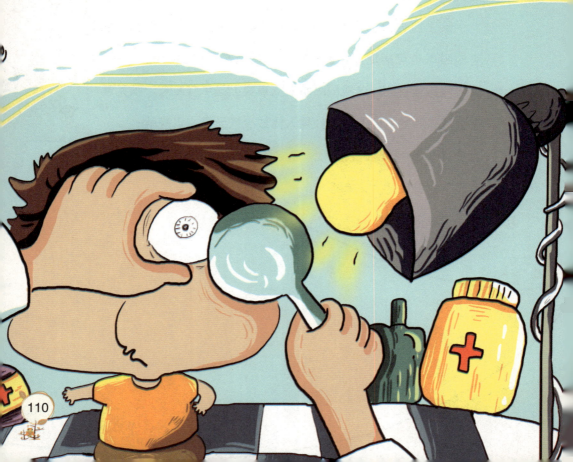

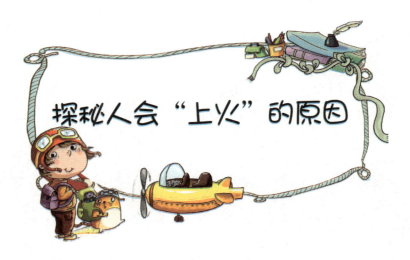

探秘人会"上火"的原因

夏天来了，蚊子来了，上火也来了。夏天，天气炎热，人们极易上火，每家每户在夏天都会煮上一大锅绿豆汤，放凉后，又放进冰箱冷藏。冷藏过的绿豆汤不仅口感好，还有很好的解暑功效。那么，你知道人为什么会上火吗？上火了又该怎么办呢？

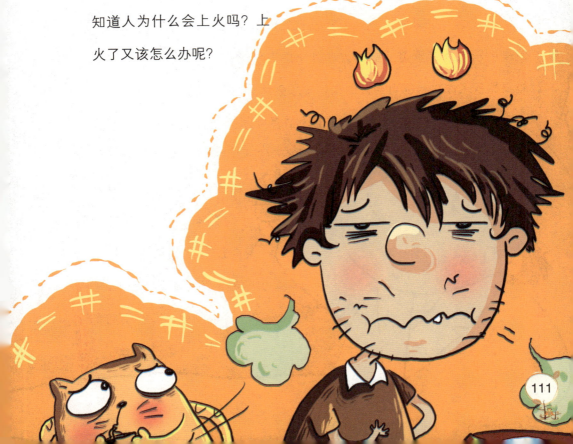

医学有中医和西医之分，中国人引以为傲的当然是中医了。上火是中医独有的说法，西医里面并没有这种说法。中医对上火研究得很透彻，认为人之所以会上火，是因为身体的阴阳失调，这样也就有了实火和虚火之分，实火就是阳太盛，虚火就是阴过少，只有分清了实火和虚火，才能对症下药。

除此之外，上火的原因也分外因和内因。外因一般都是由于天气炎热引起的，中暑就是外因引起上火的最典型的例子。内生的火，一般是由压力和劳累造成的上火，如小朋友们要熬夜写作业时，爸爸妈妈要熬夜工作时，都可能会上火，一般症状是嗓子肿痛。

上火还会出现很多症状。以胃火为例，一旦上了胃火，就很有可能引起胃疼，胃疼起来非常难受，对消化和饮食都有影响，还会引起口臭。肺火更为严重，不仅会咳嗽，还可能会咳出血。再来说说肝火。有时小朋友

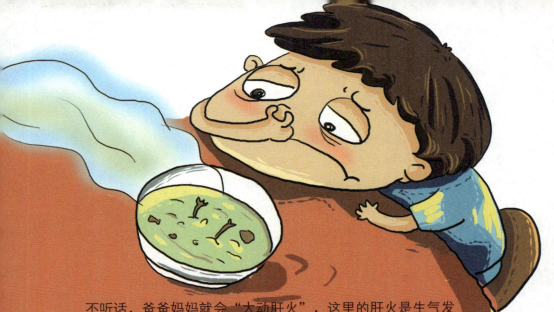

不听话，爸爸妈妈就会"大动肝火"，这里的肝火是生气发怒的意思。事实上，肝火还真跟情绪有关，会导致很多不适的症状，最明显的就是口干舌燥。不仅如此，人们还会出现头晕目眩的情况，眼睛也会觉得很干，还会伴随着失眠。人们常会感觉身上也是闷热的，非常不舒服。

肾火比肝火更严重，除了会出现肝火的症状外，还会出现耳鸣和四肢酸痛。最特别的就是心火了，因为它有虚实之分。虚火表现为心烦意乱，还有盗汗；实火则会使嗓子肿痛、牙龈上火、脾气也会变得暴躁。人们平常说的心火旺就是指这两种心火，它们在心理上和身体上都有所表现。

夏天是上火的多发季节，小朋友一定要注意身体哦！

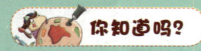

降火食疗法

上火时常困扰着很多人,人的身体一上火,心理也跟着上火,所以降火的办法就尤为重要了,小朋友可要学两招哦!最常见的降火方法就是喝绿豆汤,绿豆汤中含有很多多酚类物质,这些物质很神奇,具有消热解毒的作用,是降火的佳品。煮绿豆汤也是个技术活儿,煮得好才好喝,才有降火的作用。煮绿豆汤,要在煮开后隔几分钟再关火,这时的绿豆汤,营养成分没有被破坏,有降火的作用。除此之外,梨水和猪肝汤也都是降火的良品,可以去肝火和肺火。这些利用食物降火的方法,既可以让我们饱口福,又可以降火,真是一举两得!

降火茶疗法

茶叶有冬茶、春茶等分法,不同的季节喝的茶也不同,绿茶和乌龙茶是适合在夏季喝的茶,适当地加一些蜂蜜,还能生津止渴。说到消暑降火,自然少不了金银花茶,这种茶是专门针对上火的茶,也叫忍冬花茶,茶汤芳香四溢,十分可口。在中医上,金银花不但可以做药,而且可以用来泡茶,有降火和清热解毒的作用,还可以用它美容呢!小朋友们可以推荐给妈妈喝哟。

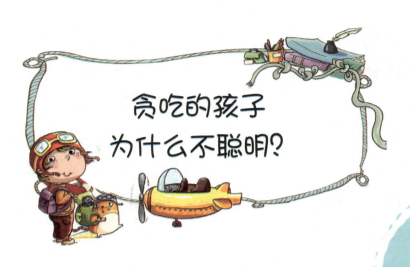

贪吃的孩子
为什么不聪明？

有些小朋友很贪吃，吃了日常的三餐外，还非常喜欢零食，每天都吃个不停。到了夏季，为了降暑，冷饮就喝得比较多；而到了冬季，因为需要足够的能量来保暖，所以食量也很大。大家都知道，贪吃会引发很多疾病，但是你们知道吗？贪吃还可能会让你变笨哦！就算没有变笨，贪吃的孩子也不如同龄小朋友聪明。要想知道为什么，就和我一起来看看贪吃的"那些罪"吧！

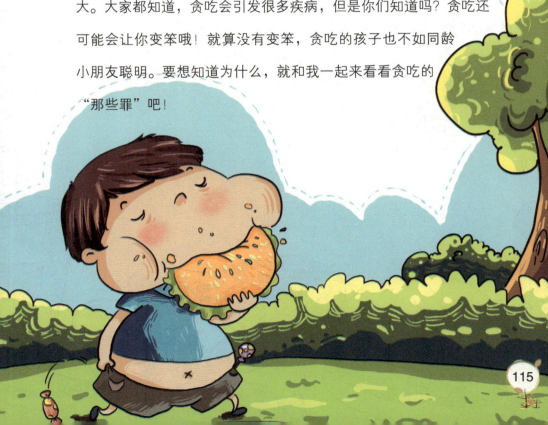

小朋友应该都知道，人体的每一项运动都需要血液的帮助。当我们思考的时候，血液会流向大脑；当我们吃完饭需要消化的时候，血液就会流向胃，帮助消化。所以，如果一个人整天不停地吃，他的血液就会一直流向胃部，而当他需要思考的时候，虽然还是有一部分血液会流向大脑，但是还是会因为胃部食物的消化而导致大脑供血不足，这样就会妨碍大脑的思考，人就没有平时聪明。长期如此，大脑的发育就会受到影响。

　　一些科学家指出：现在的小朋友基本都有较好的营养饮食，但是，摄入的营养过多，脑组织里堆积的脂肪就越多，反而影响大脑发育。实验表明：大脑的迂回和褶皱越多，人脑就越发达，人就越聪明。过多的脂肪只会降低人脑的利用率和发达程度，开发不了更多的潜能，人就会变笨，不如以前聪明。

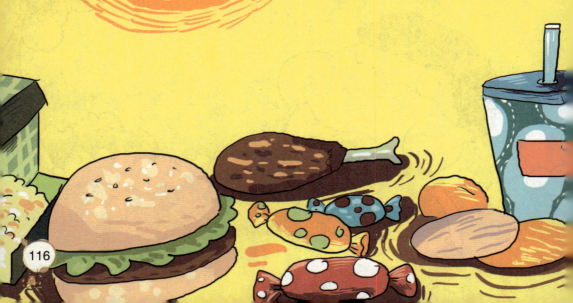

现在，虽然饮食越来越多样化了，但是，垃圾食品也越来越多了。一些零食不能经常吃，甚至是根本不能吃，因为它们对小朋友的大脑发育和智力发育都有不良影响。

　　油炸食品。这些食品含有多种致癌物质，高热量，还不易消化，不仅会引起肥胖，它们所含的氧化物质还会使体内的一些代谢酶受损，损伤大脑，甚至引起痴呆。小朋友们有没有被吓到呢？以后可千万不要再迷恋炸鸡和薯条了！

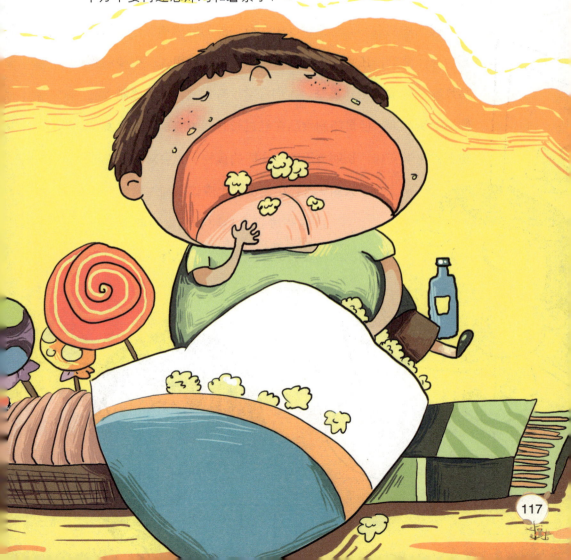

高糖多盐食品。过多的糖精和味精对肝脏和大脑都有很大的伤害，严重时可导致脑细胞坏死，对身体和智力都有很大影响。多盐的食品不仅会损伤动脉血管，对记忆力也有损伤，会使人变得迟钝痴呆。

铅超标食品。一些垃圾食品都存在铅超标的危险，最典型的就是爆米花，它对智力的损伤非常大。很多食品中都含有铅，就连一些啤酒中都含有铅。所以，小朋友可一定要忌嘴呀，不然会变笨的哦！

霉变腌制食品。霉变食品中含有很多的致癌物质，不仅会影响身体健康，还会对大脑的发育产生阻碍作用。一些腌制食品具有开胃的作用，夏季，人们经常没有食欲，这些腌制食品就会很受欢迎，但是腌制食品在经过长时间的腌制后，会发生物理和化学变化，长期食用这些变质的食物，也会对大脑造成很大的伤害，小朋友们也应该多加注意哟！

上述这些垃圾食品和致癌食品都成了小朋友大脑发育的"拦路虎"。此外，即使只吃

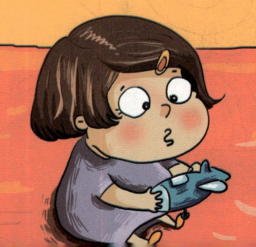

纯天然的无公害食品，整日贪吃也会使人变笨。贪吃的小朋友都不会聪明到哪里去，因为他把自己的兴奋都集中在了食物上，大脑则长时间处于一种闲置的状态，脑子不用就会不灵活，就会变得迟钝。长期下去，小朋友的求知欲就会变低，大脑发育就会迟缓，也许还会提早衰老，自然就不聪明了。

由此可见，贪吃是多么的有害，思考又是多么的重要，大脑就像农民伯伯的犁，不用就会生锈；又像钢笔头，不用就会堵塞，所以小朋友们还是要勤于思考。美食固然重要，但绝对不能贪吃，要吃得健康，还要吃得适量！

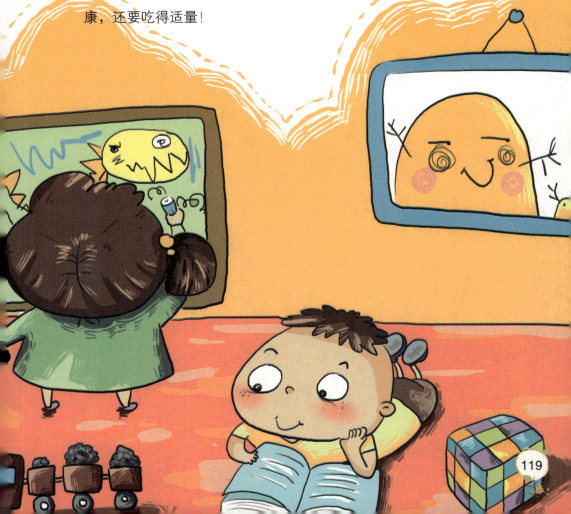